Du même auteur, aux éditions Leduc.s

La santé 100 % nature, 2006.
100 réflexes Okinawa, 2007.
100 réflexes pour bien acheter au supermarché, 2007.

Avec Carole Garnier :
Le régime IG, 2006.
Programme brûle-graisses en 30 jours, 2006.
Le régime IG minceur, 2007.
Le régime IG brûle-graisses, 2007.

Avec Laurence Wittner :
Le régime Okinawa, 2005.

33, rue Linné
75005 Paris – France
E-mail : infos@leduc-s.com
ISBN : 978-2-84899-185-6

ANNE DUFOUR

100 RÉFLEXES BONNE HYGIÈNE

LEDUC.S
EDITIONS

Sommaire

Ne plus jamais tomber malade, est-ce possible ? Oui, presque. Les virus et les bactéries, ça s'attrape. Ou pas. Lorsque les microbes circulent, certaines personnes tombent malades, d'autres pas. « Le microbe n'est rien, le terrain est tout » disait déjà le grand Pasteur. Bactéries alimentaires, virus de rhume, microbes dissimulés dans le vernis à ongles ou la cuillère en bois… ces attaquants ne font pas tout, loin de là : si la dose infectante n'est pas atteinte et si le terrain est fort (organisme bien immunisé, lieux de vie propres), ils ne pourront pas s'y implanter. Au contraire, la fatigue, le stress, une mauvaise hygiène de vie, des carences (ou des excès) alimentaires, une météo en dents de scie ou des températures excessives, un sommeil en pointillés… tous ces détails sont des coups de canif au contrat « antimaladie » que vous avez souscrit avec votre corps !

L'immunité peut se résumer simplement. À chaque seconde, il s'agit pour le corps de reconnaître le « soi » (inoffensif) du « non-soi » (potentiellement dangereux). Étant donné la diversité extraordinaire du « non-soi », il y a du pain sur la planche… L'immunité résulte d'un ensemble de facteurs. Le premier consiste à mieux connaître son corps-pour mieux répondre à ses besoins. Considérez-le comme une sorte de machine de guerre dans laquelle chaque bouton, chaque liquide, chaque poil a sa fonction, son utilité. Apprenez à la piloter, à lui fournir un carburant qui n'encrasse pas le « moteur » ni les organes, à reconnaître les signaux qui indiquent que vous êtes « dans le rouge » et enfin à la protéger des agressions extérieures (météo, pollution, environnement domestique). Votre corps est votre maison, vous en êtes à la fois l'âme et le seul et unique habitant. Si vous ne prenez pas soin de votre logis, qui d'autre le fera ?

Introduction

Un vent hygiéniste souffle ces dernières années, apportant avec son haleine fraîche toute une batterie de lingettes, produits super-antibactériens et autres lessives toujours plus puissantes. Le marché de l'hygiène se porte bien, merci. Léger bémol : on se ruine en produits domestiques toujours plus « ultra », alors que, selon des études menées par une chaîne de restauration rapide, 90 % des Français ne se lavent pas les mains avant de prendre un repas, et que 25 % de nos compatriotes ne réalisent cette opération qu'avec de l'eau claire, donc sans savon… Ce genre de comportement explique en grande partie pourquoi les intoxications alimentaires sont en constante augmentation (contrairement aux idées reçues) et pourquoi les maladies infectieuses sont appelées à devenir une menace majeure demain, selon l'OMS, alors que l'on croit en être débarrassés grâce à nos médicaments ! D'ailleurs parlons-en de l'OMS, la célébrissime Organisation mondiale de la Santé. Créé en 1907, suite à des conférences internationales montrant les liens évidents entre hygiène et santé, l'Office national d'hygiène publique ne sera rebaptisé OMS qu'en 1946. Peu importe le nom, l'objectif demeure : lutter au niveau mondial contre les maladies infectieuses.

Nous et les autres

Cent conseils de bon sens, réflexes de base à acquérir pour le reste de sa vie, ne sont donc pas superflus. Mais avant de plonger dans le bain, quelques mots sur les microbes et nous. On a longtemps cru qu'il y avait notre petite personne et, en face, le reste du monde, avec ses menaces bactériennes, sa saleté, ses virus sanguinaires, ses risques en tout genre. Les choses ne sont évidemment pas aussi simples que cela. Partout, sur et dans notre corps, s'ébattent des milliards de bactéries. Absolument indispensables à notre vie, il n'est pas question de s'en débarrasser, ce qui serait d'ailleurs impossible. En revanche, elles peuvent devenir agressives dans certaines circonstances, notamment si elles sont en surnombre, ou qu'une lésion les fait pénétrer où elles ne doivent pas aller. Par ailleurs, notre corps est extraordinairement bien conçu pour nous protéger des agressions extérieures. La peau, le nez, la salive, jusqu'aux yeux : pas un millimètre carré qui ne dispose de sa propre « unité de protection », dont vous découvrirez l'incroyable efficacité dans ce livre. Les bons gestes d'hygiène, finalement, ne sont rien d'autre que des réflexes pour ne pas entraver les moyens de cette défense phénoménale mise en place par le corps.

Une bonne odeur de lessive

Et n'allez pas croire que la technique remplace le bon sens. Pour ne prendre que deux exemples parmi mille, c'est vrai, la machine à laver est aujourd'hui indispensable, et c'est vrai aussi, les systèmes de ventilation permettent d'aérer en permanence, et donc d'éviter en partie la prolifération bactérienne. Mais les programmes de nettoyage « à froid » (ou même à température tiède) et les systèmes de climatisation ont créé d'autres problèmes : « à froid », les bactéries survivent malgré la bonne odeur de lessive, et la légionellose est une réelle menace liée aux sanitaires. Même si les périls des siècles derniers (tuberculose, par exemple), sont moins présents bien que toujours réels, nous avons affaire à des nouveaux risques, qui ne peuvent que s'amplifier au cours des décennies à venir.

Un cocktail explosif

D'abord parce qu'aujourd'hui, la planète est bien petite : les voyages en avion disséminent les microbes aux quatre coins du monde, en quelques poignées d'heures seulement, que ce soit par le biais de voyageurs, d'insectes ou de marchandises. Ensuite, nos habitudes évoluent : notre espérance de vie s'allonge avec, corollaire inévitable, une fragilité et des personnes âgées malades à la maison… et en parallèle une certaine désaffection pour l'hygiène domestique. Par ailleurs, nous consommons énormément de produits « hors foyer », dont nous ne maîtrisons rien ou presque (acheminement ? stockage ? préparation ?). En outre, nos médicaments antibiotiques sont moins efficaces, nos antiviraux rencontrent eux aussi de plus en plus de résistance de la part des virus parmi les plus agressifs au monde. Enfin, la forte concentration urbaine (bientôt, 65 % de la population mondiale vivra en ville), et donc la promiscuité, est un formidable terrain de jeu pour les microbes : les virus se transmettent à toute allure, les bactéries se multiplient à vue d'œil. Tout cela ne ressemblerait-il pas à un cocktail périlleux ? Pas si l'on prend conscience de l'importance de l'hygiène, rempart n° 1 contre les risques d'aujourd'hui et de demain.

Le bon geste au bon moment

Nous connaissons tous des personnes qui « attrapent » chaque microbe qui passe et enchaînent les épisodes allergiques, les torticolis, les maux de dos, les cystites, elles supportent mal la chaleur, encore moins bien le froid, se plaignent d'engelures, d'insolations, de furoncles, d'aphtes, d'orgelets. Et d'autres qui se portent comme des charmes, rarement inquiétées par les saisons, peu taquinées par les pollens, qui ne se tordent jamais la cheville, n'ont pas de courbature, endiguent un rhume en quelques heures sans rien faire de spécial, dorment comme des bébés et supportent la clim, l'altitude, les pays chauds ou des froids polaires sans broncher.

Clairement, les secondes sont mieux adaptées à leur environnement (maison, bureau, vêtements...). Certes, leur système immunitaire est peut-être plus résistant, encore que l'immunité ne résulte pas d'une obscure fatalité mais plutôt de multiples bons gestes au quotidien, mais surtout elles font ce qui est bon pour leur corps. À chaque moment ! Un programme qui n'a rien d'exceptionnellement compliqué, loin de là, puisqu'il s'agit simplement de faire preuve... d'hygiène. Eh oui ! L'hygiène n'est rien d'autre que l'ensemble des actes réalisés dans le but de ne pas tomber malade. Avec, en filigrane, une bonne dose de bon sens. Tout juste un tonitruant éternuement de temps à autre.

D'autant que les microbes ne causent pas seulement les maladies « classiques » auxquelles on pense. Et ne sévissent pas seulement dans les pays lointains ! Des études scientifiques très récentes indiquent que bactéries et virus sont impliqués dans les maladies cardiaques (infarctus, accident vasculaire cérébral), le diabète, la maladie d'Alzheimer et certains cancers, notamment en favorisant le processus inflammatoire et micro-inflammatoire encore méconnu et pourtant ô combien délétère. Des infections dites « silencieuses » peuvent progresser à notre insu, à cause de germes que l'on appelle « dormants ». Limiter le contact avec les microbes est un combat de chaque jour !

La Terre appartient aux bactéries

Rendons à César ce qui est à César, et la Terre aux bactéries. Soyons réalistes : la Terre n'appartient pas du tout à l'Homme, contrairement à ce qu'il aime imaginer, mais aux bactéries. Apparues bien avant nous sur notre belle planète, elles ont eu largement le temps de s'implanter absolument partout, dans les endroits les plus hostiles et les plus inimaginables, résistantes à toutes les situations, capables de vivre avec ou sans air, dans l'espace, en milieu radioactif, etc. Extrêmement adaptatives et intelligentes, elles ont même totalement façonné les paysages, sont indispensables à toute vie, transforment tout, font feu de tout bois. Elles ne colonisent pas seulement les bois, prairies et autres montagnes, mais aussi nos hôpitaux, nos maisons, notre corps, notre peau et jusqu'à nos intestins : partout, partout, des milliards de milliards de milliards de bactéries s'agitent, vivent, se reproduisent et meurent, en cohabitant avec ses colocataires, généralement avec bienveillance, ou au moins neutralité. Mieux que cela : nous ne pourrions pas vivre sans les bactéries. Nous avons même appris à nous servir les uns des autres, pour le plus grand profit des deux, tant il est vrai que « ce qui ne me détruit pas me rend plus fort ». Pour ceux qui en douteraient encore, nous vous renvoyons au génial chef-d'œuvre d'HG Wells : *La Guerre des Mondes*.

Hygie et Panacée sont dans un bateau…

Asclépios, dieu grec de la médecine, donna naissance à deux filles. Hygie, déesse de la santé, de la propreté et de l'hygiène, et sa sœur Panacée, déesse guérisseuse responsable des traitements médicaux et des médicaments. Plaire à Hygie et respecter ses commandements, c'est l'assurance d'avoir peu à faire avec Panacée. Une façon très imagée de dire qu'il vaut mieux prévenir que guérir ! Mais prévenir quoi, et jusqu'à quel point ?

L'hygiène, c'est comme l'alimentation, le sexe ou le sommeil : il faut trouver le bon équilibre. Ne tombez pas dans le piège de la traque à la bactérie. Votre corps n'est pas une machine stérile qu'il faut décaper chaque jour sous la douche, votre maison n'est pas un hôpital, votre chambre n'est pas un bloc opératoire. Ne vous laissez pas impressionner par les chiffres que vous retrouverez tout au long du livre : oui, il y a des milliards de bactéries sur notre peau, dans notre bouche, nos intestins, nos éponges, nos torchons. Mais c'est normal. Exactement comme si nous vous indiquions le nombre de grains de sable sous vos pieds à la plage : énorme, mais normal.

La théorie hygiéniste

Tout au long de votre lecture, gardez en tête que nous vivons en équilibre avec notre environnement, sur lequel nous imprimons notre propre « empreinte microbienne » : notre flore bactérienne familiale, protectrice, amie, aussi individuelle qu'une empreinte digitale. On la retrouve sur nos habits, entre nos draps, sur nos lèvres, dans nos cheveux. À trop vouloir détruire cet environnement proche – intime même ! – les médecins croient de plus en plus que nous pourrions nous détruire nous-mêmes. La « théorie hygiéniste » veut que plus on vit dans un milieu « propre », « aseptisé », plus on se fragilise, d'abord parce que le système immunitaire, désœuvré, finit par attaquer tout et n'importe quoi (d'où l'explosion des allergies, de l'asthme, du rhume des foins mais peut-être aussi des maladies auto-immunes et/ou inflammatoires incontrôlables), ensuite parce que confronté à un vrai microbe agressif, un jour ou l'autre, on ne sait pas comment y faire face. D'autant que les microbes, eux, se sont habitués à nos médicaments et font de la résistance.

Le seuil de contamination

En revanche, si les microbes font partie de notre « paysage », point trop n'en faut. La notion de « seuil de contamination » est essentielle : c'est à partir d'une certaine quantité d'acariens, de telle bactérie ou de tel virus que nous risquons d'en faire les frais et de tomber malades. Ce seuil est différent pour chacun d'entre nous, selon notre âge, notre niveau de résistance, notre état de santé, de fatigue, etc. Le but des 100 réflexes de ce livre : maintenir le taux de microbes autour de nous et en nous dans des limites compatibles avec notre santé. Rien de plus, rien de moins.

Faire le ménage, du dentifrice à la serpillière

Faire le ménage, ce n'est pas éradiquer toute forme de bactérie ! C'est rétablir régulièrement un équilibre bactérien propice pour ne pas tomber malade. Considérer les choses sous un angle écologique (« comment vivre en harmonie avec mon environnement ») est bien plus intelligent et efficace pour rester en bonne santé, que de soupçonner tout ce qui n'est pas « soi » (« Je ne te connais pas donc je t'élimine »). Nous avons besoin des bactéries pour vivre. Mais pas trop, et pas toutes ! Faisons le tri ensemble, vous serez étonné des résultats. Voilà ce que nous vous proposons : adoptez les 100 réflexes d'hygiène de base, sans en faire trop ni pas assez, et échappez à plus de 80 % de nos infections quotidiennes, petites… et grandes !

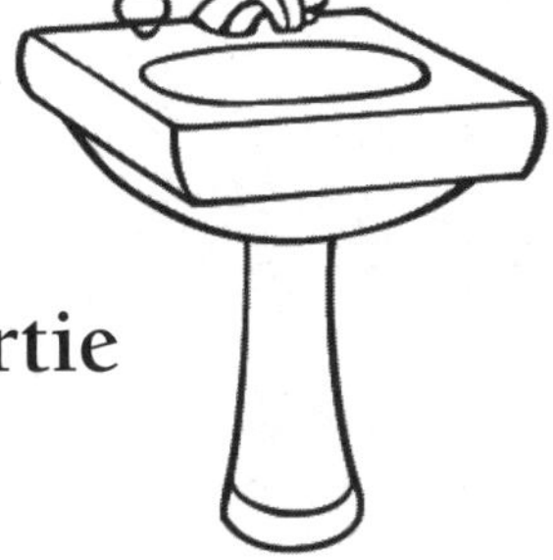

Première partie

Hygiène du corps de la tête aux pieds

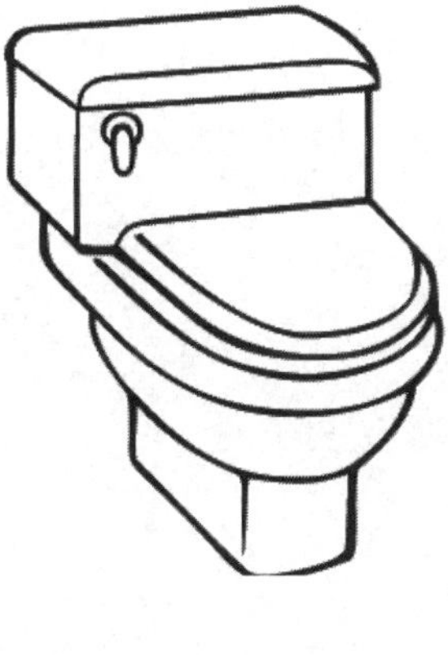

1 Se laver les mains : réflexe antimicrobes n° 1

C'est le chef de file de ces 100 réflexes. 80 % des maladies infectieuses les plus courantes se propagent par les mains. Aucune réaction ? On répète : 8 maladies infectieuses sur 10 pourraient être évitées si, dans un grand élan collectif, nous nous lavions tous les mains à divers moments clés de la journée. Avouez que l'enjeu en vaut la chandelle !

Notre peau se couvre, au fil des heures, d'un fin film gras, dans lequel vivent la plupart des microbes. Et comme nos mains naviguent toute la journée entre le monde extérieur et notre monde intérieur (bouche, nez, yeux), c'est un problème.

Autre chose : les microbes peuvent très bien vivre en dehors de nous pendant quelques temps. Ainsi, le lavage de mains (en sortant des toilettes), est le seul moyen d'éviter de transférer des bactéries fécales vers des surfaces (cuisine, meubles, chaises, tables…) où elles pourraient survivre, n'attendant qu'un autre vecteur à contaminer, c'est-à-dire le client suivant. Et ainsi de suite, jusqu'à au moins 6 personnes. Exemple : Julien sort des toilettes sans se laver les mains, il peut déposer des microbes fécaux sur le bureau de Sylvia. Quelques minutes plus tard, Jacques récupère lesdits microbes en même temps que la liasse de courrier du jour, qu'il est venu chercher auprès de Sylvia. Jacques les transmettra à Martin, lequel les passe à Clément, lequel les offre à Mathieu, lequel serre la main d'Alain en partageant avec lui son fardeau invisible. Autrement dit, Alain peut « profiter » des microbes de Julien en serrant la main de Mathieu, quelqu'un de très propre sur lui.

Pourtant, le lavage de mains reste perçu comme non essentiel. Si les ¾ des personnes interrogées lors des études disent se laver systématiquement les mains après le passage aux toilettes ou avant de préparer à manger, elles ne sont plus qu'une sur deux à le faire après avoir caressé un animal, et 44 % en rentrant chez elles. Et les nouvelles générations sont moins « propres » puisque seules 25 % des jeunes filles se lavent les mains avant de passer à table, contre 48 % de leurs mamans. Notons au passage qu'un lavage de mains est suffisant mais nécessaire pour éliminer le risque, grave, de salmonellose. Et il en va de même pour bien des microbes.

> Le chiffre choc
>
> Sur chaque cm^2 de nos mains s'entassent joyeusement entre **10^4 et 10^8** micro-organismes.

Nos conseils en +

- Les armes « antimicrobes » les plus puissantes sont l'eau et le savon. Même un peu, même n'importe comment, c'est mieux que rien… Mais si vous voulez qu'on vous surnomme « le serial killer du microbe », passez au réflexe suivant.

2 De l'art d'un bon lavage de mains

Oserons-nous vous rappeler le mode d'emploi ? À tous les coups, vous sautez au moins une étape du processus, ruinant ou presque vos chances d'avoir les mains vraiment propres. Par exemple, incroyable mais vrai, une étude menée par diverses chaînes de fast-food révèle que 90 % des Français ne se lavent pas les mains avant de manger (les toilettes sont généralement utilisées après le repas), et 25 % d'entre eux ne le font... qu'à l'eau claire, c'est-à-dire sans savon ! Pourtant, se laver les mains sans savon, ça ne compte pas. C'est lui le grand nettoyeur, le tueur de bactéries. Le but de cette opération hautement préventive est d'éliminer non seulement les microbes contagieux (en sortant des toilettes par exemple), mais aussi de dissoudre le « biofilm » présent sur la peau. Ce réflexe tout simple met à l'abri d'un nombre incroyable de maladies !

Mode d'emploi en 8 étapes

- Retirez les bagues (anneaux compris), montres et compagnie.
- Mouillez complètement les mains à l'eau chaude.
- Savonnez abondamment (si possible avec du savon liquide) et frictionnez pendant 10 secondes au moins, 30 si les mains sont très sales.
- N'oubliez pas les poignets ni les espaces interdigitaux.
- Brossez le dessous des ongles (d'accord, c'est rare de trouver une brosse en dehors de chez soi...).
- Rincez abondamment.
- Si c'est un robinet qui se ferme et que vous êtes dans un lieu public, utilisez une serviette en papier pour ne pas vous « recontaminer ».

- Séchez vos mains avec une serviette jetable (ou un Kleenex).

Lavez-vous TOUJOURS les mains…	
…avant de…	… et après …
• Préparer à manger, surtout s'il s'agit d'aliments crus (salade, tartare…). • Manger. • Boire. • Fumer (au fait, vous arrêtez quand déjà ?).	• Avoir préparé à manger. • Être allé toilettes. • Avoir toussé, éternué. • Vous être mouché. • Revenir de l'extérieur (magasins, transports en communs, bureau, loisirs…).

Le chiffre choc

25 % des personnes qui sortent des toilettes* ont des bactéries *Escherichia coli* sur les mains. Ils n'étaient que 4 % en y entrant. Soit ce sont leurs propres bactéries (ils ne se sont pas lavé les mains après leur séjour aux wc), soit ils ont attrapé celles d'autres clients peu scrupuleux.

Nos conseils en +

- Évitez les produits antibactériens. Un simple savon suffit.
- Attention aux pains qui baignent dans un porte-savon mal conçu ou bouché. L'eau savonneuse doit pouvoir s'écouler, laissant le savon s'assécher entre deux utilisations.
- Si vous sortez de toilettes publiques, ne vous essuyez pas les mains sur votre pantalon !

* *toujours selon des études réalisées pour différents fast-foods.*

➘ Pensez que les personnes qui sont passées avant n'ont pas forcément la même conception de l'hygiène que vous. C'est pourquoi de plus en plus, dans les endroits publics, le robinet coule sans qu'on ait besoin de l'ouvrir, le séchoir vrombit lui aussi tout seul, etc. Évitez de laisser traîner vos mains là où elles n'ont pas besoin d'aller.

3 Bijoux : passez-leur un bon savon !

Là où des bijoux sont en contact avec la peau (bague, bracelet, montre), elle est nettement plus colonisée par des bactéries. Plus grave, une étude menée sur des infirmières, travaillant en service de soins intensifs, indique qu'il s'agit là d'un vecteur substantiel de microbes (type staphylocoques ou bactéries agressives diverses, dites « à Gram négatif ») peu propices à l'asepsie nécessaire dans un tel lieu. Bien entendu, plus on porte de bagues, plus on comptabilise de germes…

C'est que sous les bijoux, non seulement la douce moiteur est un vrai nid douillet pour les microbes, qui trouvent un point d'ancrage (surtout s'il y a des creux et bosses), mais en plus ces zones ne sont pas nettoyées régulièrement. On garde sa montre waterproof toute la journée (parfois même la nuit), on ne retire jamais son alliance ni sa chevalière, on traîne partout sa gourmette. Dans ces conditions, se laver seulement les mains, c'est comme laisser la poussière sous le tapis ou les meubles quand on passe l'aspirateur !

Nos conseils en +

- Retirez vos bagues à chaque lavage de mains (et lavez-les également, séparément). Faites-les tremper régulièrement dans de l'eau savonneuse.
- Tant que vous y êtes, même cause, même punition pour les lunettes – de soleil comme de vue – jamais nettoyées alors qu'elles ramassent un paquet de microbes chaque jour.

4 Faux ongles et vrai vernis, non merci

Vous allez finir par croire que les mains nous obsèdent. C'est un peu vrai. Déjà, en soi, ce sont des vecteurs microbiens privilégiés, mais si en plus on se pique de les embellir, l'affaire se complique. Ainsi, la french manucure, et tout ce qui a un lien avec le « maquillage » des ongles peut poser problème. Des études ont montré que les faux ongles, ou les ongles vernis (même incolore), peuvent être colonisés par des bactéries (*pseudomonas aeruginosa, corynebacteria*). Comme d'habitude, nos facétieux microbes s'engouffrent dans des micro-fissures, invisibles à l'œil nu, qui strient tout vernis posé depuis plusieurs heures.

Si cette situation ne pose pas vraiment de problème dans la vie courante (à condition de bien se laver les mains, sous les ongles, etc.), elle peut devenir périlleuse lorsqu'on s'occupe de personnes fragiles ou malades. Ainsi, les infirmières fournissent un inépuisable terrain d'études pour les chercheurs, qui n'ont pas manqué de remarquer que le personnel porteur de faux ongles ou d'ongles vernis avait carrément été responsable de diverses épidémies, dont l'une dans un service de néonatalogie.

Nos conseils en +

- Se ronger les ongles, c'est mal, moche, et en plus le fait de porter sans cesse ses doigts à sa bouche multiplie les risques d'infections. Mettez fin à cette vilaine habitude !

5 Savon : simple mais efficace

Qui peut le plus n'est pas forcément bien. Une étude révèle que les produits dits « antibactériens » (vous savez, les « supers savons » très à la mode depuis quelques années) sont à éviter pour vos ablutions quotidiennes, sauf raison médicale particulière. Les familles qui ont adopté ces produits ne sont pas en meilleure santé que les autres, et ne sont notamment pas mieux armées face aux maladies de l'hiver. En outre, les substances employées dans ces « décapants » pourraient favoriser la résistance des bactéries, véritable hantise des médecins et problème majeur de santé public. Préférez le bon vieux savon « normal ». Qui sent bon, c'est mieux !

Et ne croyez pas que le savon ne sert qu'à laver les mains. Le mélange eau + savon est redoutable pour bien des bactéries – c'est d'ailleurs la meilleure façon d'assainir une plaie qui vient de se former – et même des virus. On sait depuis 2003 que même celui du sida n'y résiste pas !

Le savon, comment ça marche ?

Si vous n'avez que de l'eau pour vous laver les mains, que se passe-t-il ? Pas grand-chose. L'eau élimine les saletés non grasses, par exemple la terre, mais ne fait aucun mal au biofilm légèrement gras dans lequel vivent les microbes, et encore moins à du « vrai gras » comme du beurre, par exemple. D'abord parce que l'eau seule glisse sur notre peau, quasiment imperméable (heureusement d'ailleurs, sinon nous gonflerions comme des baudruches à chaque douche !) : elle ne fait que « lessiver » rapidement ce qui « dépasse », mais c'est tout. Le savon, lui, possède des molécules qui aiment à la fois l'eau (hydrophiles) et le gras (lipophiles). C'est ce qu'on appelle des molécules tensioactives. Quand on se lave les mains, la partie lipophile se rue sur le gras (beurre, huile, biofilm, sébum…), tandis que la partie hydrophile s'insinue entre notre peau et la saleté, décollant tout simplement cette dernière. L'eau joue alors son rôle de lessivage. Quand on se lave les mains (ou le corps, ou les cheveux), ça mousse. Et plus ça mousse, plus on a l'impression d'être propre. Eh bien contrairement aux idées reçues, ce n'est pas totalement faux. Les agents moussants (très nombreux dans le shampooing ou le gel-douche) ne nettoient pas davantage, c'est vrai. Mais ce sont de bons « témoins ». Lorsque vous vous lavez les cheveux, vous savez bien que le premier shampooing mousse peu, et le second nettement plus. C'est que les bulles sont simplement un cocktail d'air et de savon : plus on l'agite, plus on introduit d'air dans le savon, plus ça mousse. Mais le gras « casse » la mousse. Donc, plus il reste de gras, moins il y a de mousse…

On l'a dans la peau

Pour bien en prendre soin, il faut la connaître. La peau n'a rien d'une vulgaire enveloppe que l'on décaperait de façon uniforme, comme la carrosserie d'une voiture. Elle présente des zones froides (plantes des pieds, 30°C), des zones tropicales (35°C sous les bras), une température moyenne sur le reste du corps (32°C), des emplacements durs (cornée) ou très fins et souples (paupières), elle cultive des forêts de poils (aisselles) ou refuse d'en accueillir un seul (paumes), chaque « région » héberge ses propres bactéries (utiles). C'est un véritable zoo très organisé qui, en défendant son territoire, nous défend finalement nous.

LE CHIFFRE CHOC

Notre peau se renouvelle entièrement tous les **28 jours**. Le mois prochain, vous serez toujours vous, mais pas complètement le même… ni complètement différent !

Nos conseils en +

- Pour les mains, c'est l'idéal. Pour le corps, c'est plus discutable : tiraillements et dessèchement sont fréquents, surtout si l'eau est très calcaire, car les molécules du savon se « collent » aux ions calcium pour former des dépôts de sels calciques. En plus, il faut davantage de savon pour bien se laver. Si votre eau est excessivement calcaire, des pains sans savon sont plus adaptés pour la toilette corporelle.

6 Une bonne douche, et c'est parti !

Debout ! C'est l'heure ! De quoi ? De la douche ! La nuit, à notre insu, pendant que Morphée nous raconte des histoires à dormir debout, tout un monde microscopique s'agite fiévreusement sur notre peau. La journée aussi mais, la transpiration aidant et la pollution ne se gênant pas pour nous marquer au fer noir, on sait d'instinct, le soir venu, qu'une petite douche ne nuirait pas. Alors que de bon matin, après une nuit paisible, pourquoi se doucher puisqu'on n'a pas bougé, à part quelques étirements pour accueillir cette nouvelle journée ? Pourtant, pas un micron de peau qui ne soit recouvert de microbes ou de déchets de bactéries. Les pores de la peau sont autant de merveilleuses petites grottes dans lesquelles s'ébattent joyeusement des milliards de microbes, qui s'y fixent d'autant plus facilement que l'hygiène est soit insuffisante, soit trop agressive. La nature ayant horreur du vide, vous pouvez être sûr que dès qu'il y a une infractuosité quelque part, des microbes la colonisent immédiatement. Notre odeur corporelle résulte d'ailleurs à 100 % de leur vie : c'est parce que les bactéries mangent sur nous, se reproduisent sur nous et n'hésitent pas à évacuer leur gaz et même leurs déjections à même notre peau, qu'une douche quotidienne est impérative (et minimale), que l'on se soit agité ou non ! Car notre corps fabrique en permanence de quoi les nourrir… par exemple il produit 38 g de sébum (gras de la peau) par jour ! Nous perdons enfin 1 l de sueur minimum au quotidien (donc 10 g de sel).

Après une bonne séance de sport, c'est la fête : la transpiration livre directement à nos hôtes le couvert et la boisson, c'est une vraie cafétéria à volonté. Avec un buffet pareil, les bactéries turbinent à plein régime. Même si elles ne nous veulent aucun mal et qu'on ne les voit pas, leur présence se signale clairement par les délicats effluves qui flottent dans les vestiaires (odeurs de pieds, d'aisselles, etc.).

> LES CHIFFRES CHOCS
>
> Nous hébergeons jusqu'à plus d'**1 million** de bactéries par cm^2 de peau. Et tout ce petit monde vit, se reproduit, fabrique des gaz et des excréments ! Certaines sont discrètes, d'autres, comme celles sous nos pieds ou sous nos aisselles, nettement moins.

Nos conseils en +

- Transformez la douche « obligatoire » en douche « plaisir » – multijets, gel-douche agréable – voire en « douche utile » – eau fraîche des pieds vers les genoux pendant la dernière minute, pour booster la circulation du sang et lutter contre la cellulite. Oui ça marche ! Et si, c'est très supportable !
- L'opération « séchage » est très importante. Passez bien entre les orteils, entre les doigts, sous les seins et les bras : qui dit pli ou creux dit chaleur + humidité + squames (fragments de peau) = nourriture pour bactéries, donc aire privilégiée de développement de germes.
- Ne tombez pas dans les pièges grossiers du marketing. Par exemple, récemment, un savon à la caféine est sorti au Royaume Uni. Le but de Shower Shok : vous procurer le coup de pouce nécessaire pour enfin vous réveiller. Chaque douche = 2 tasses de café. Cette invention mérite-t-elle vraiment un commentaire ?

7 Douche/bain : 1/0

Le principe est simple à comprendre : sous la douche, on effectue un véritable lessivage, les microbes et leurs déchets répartis sur notre peau sont dégagés par le jet puissant pour filer dans le siphon. Le parcours de l'eau a d'ailleurs son importance. La logique veut que l'on commence par les cheveux pour finir par les pieds ! Alors que dans le bain, on barbotte un peu dans sa crasse... sauf si on se douche d'abord, ce qui est une excellente idée. Seul petit point négatif : sous la douche, on respire davantage de THM (trihalométhanes – voir p. 115) que dans un bain. Aérez bien la salle de bains, installez un système de ventilation si votre maison/appartement n'en est pas équipé.

> LE CHIFFRE CHOC
>
> Une douche = **60 litres** d'eau. Un bain = **200 litres** d'eau. Un petit pas pour l'environnement, un grand pas pour votre peau.

Nos conseils en +

- Si vous avez la peau sèche, préférez toujours les douches (ou les bains) courts, maximum 10 minutes, et à l'eau tiède plutôt que chaude. Plus c'est long et brûlant, moins c'est adapté !
- On considère que pour éviter toute brûlure, l'eau chaude devrait sortir du robinet à maximum 49°C. En général, la température est comprise entre 55°C et 60°C, ce qui reste correct, mais dangereux pour les enfants, par exemple. À savoir : plus l'eau est chaude, plus le système s'entartre et s'abîme.

- Le réglage doit être minutieux car la légionelle, bactérie responsable de la légionellose (maladie respiratoire), se développe particulièrement entre 20 et 45°C, avec une température « optimale » à 35°C. En revanche, elle est détruite en 2 minutes à la température de 60°C – un petit choc thermique, à titre curatif, peut être utile.
- La stagnation de l'eau, des tuyaux très entartrés ou abîmés favorisent le développement bactérien. Faites vérifier votre installation de temps à autre, et remplacez les joints et « petit matériel » régulièrement.

8 Les oreilles, ça se lave mais de loin !

Il paraît que les oreilles sont les portes de l'âme. En tout cas, d'un point de vue physiologique, le système auditif est ultra-complexe et ultra-précis. Une vraie horlogerie suisse, qui craint par-dessus tout les excès de décibels. D'autant que le bruit, ça ne rend pas seulement sourd (voir p. 68)... Mais d'autres risques guettent.

Pour se protéger des infections, des microbes, des poussières, l'oreille a inventé un matériau génial : le cérumen. Cette substance épaisse, jaunâtre et cireuse, fabriquée par les glandes cérumineuses, tapisse le conduit auditif pour y piéger tout ce qui n'a rien à y faire, et ramène le tout vers l'extérieur. Hop, par ici la sortie ! Le traquer férocement chaque matin (voire plusieurs fois par jour pour les intoxiqués du Coton-Tige) est donc une très mauvaise idée. Il faut, au contraire, le laisser vivre sa vie et faire son travail.

En outre, jouer du Coton-Tige trop souvent empêche le travail de « tapis roulant » et réintroduit les indésirables, dont l'oreille cherche précisément à se débarrasser !

L'oreille est un organe autonettoyant. La douche/shampooing quotidien suffit amplement à éliminer en douceur ce qui doit l'être. Si vous tenez vraiment à vous débarrasser de l'excès de cérumen à l'aide d'un Coton-Tige, cantonnez-le au pavillon de l'oreille, il n'a rien à faire dans le conduit auditif. Et utilisez-le de temps à autre seulement, sinon vous risquez une otite ou un bouchon de cérumen.

Y a-t-il un bouchon d'oreille dans l'avion ?

Les oreilles détestent la pression, et se plaignent douloureusement lorsqu'on prend l'avion ou certains trains très rapides. On peut rééquilibrer la pression entre l'intérieur et l'extérieur du tympan en avalant sa salive, en mâchant du chewing-gum, en se pinçant le nez tout en soufflant pour évacuer l'air par les oreilles – manœuvre de Valsalva, bien connue des plongeurs sous-marins – ou même simplement en bâillant. Mais ce n'est pas toujours suffisant, surtout en cas de rhume, notamment chez les petits. Des bouchons d'oreille adaptés (spécial avion) sont alors recommandés : ils filtrent la pression, permettant au tympan de s'adapter progressivement, et rendent les voyages bien plus confortables.

Nos conseils en +

- Les médecins ORL ont l'habitude de dire que le seul cérumen que l'on doit retirer, c'est celui que l'on peut extraire avec le petit doigt (recouvert d'un mouchoir, c'est mieux...). Vous voyez l'idée.
- Évitez les sprays auditifs qui, chez certaines personnes, peuvent repousser les impuretés vers le fond de l'oreille

(risque d'otite) et laissent la zone humide (risque de mycose). Si vous tenez à « humidifier » un peu, quelques gouttes d'alcool boriqué sont préférables.

- Les bouchons d'oreilles protègent les tympans. Les classiques antibruit, d'accord, vous connaissez. Ceux qui atténuent la pression dans l'avion ou le train, peut-être aussi. Mais ceux pour la natation, un bon plan pour éviter les otites et surtout l'épouvantable sensation d'oreille « bouchée » ? Et ceux pour le « bricolage », qui épargnent le supplice de la perceuse, de la tondeuse, de la tronçonneuse ou de la débroussailleuse ? La paix, pour 5 à 8 €, ça vaut le coup…

9 Hygiène intime, produits pour confort 5 étoiles

Chaque femme rencontre un jour ou l'autre des « inconforts » génitaux : démangeaisons (parfois très, très intenses), picotements, sécheresse… Des signes qui font immédiatement penser à une mycose, alors que ce n'en est pas une. Il s'agit tout simplement d'une perturbation de la flore locale, agressée par un savon trop agressif (savon, gel-douche), par des fluctuations hormonales (à certains moments du cycle, pendant la grossesse ou la ménopause, le pH remonte, provoquant exactement les mêmes symptômes), l'utilisation de produits inappropriés (déodorant intime, protège-slip au quotidien, lavages trop fréquents ou trop rares, produits antiseptiques ou antibactériens...)

Un peu de chimie toute simple

Le pH de la peau est de 5. Celui du savon, proche de 10, perturbe donc temporairement l'équilibre de la peau, qui revient cependant rapidement à son pH de 5. Elle reforme à toute vitesse son film hydrolipidique, indispensable « bâche » nécessaire pour qu'elle puisse retenir l'eau et ne pas se dessécher comme un vieux pruneau.

Le pH des muqueuses intimes se situe, lui, entre 3,5 et 4,5 : sa forte acidité empêche la prolifération bactérienne. À chaque fois qu'on lui impose une toilette au savon « classique », le vagin doit tout recommencer à zéro pour revenir à son pH initial, et chez certaines personnes, ce processus prend plus de temps. Résultat, non seulement les microbes risquent de proliférer, mais en plus ce pH non physiologique est inconfortable.

Nos conseils en +

➘ Si vous êtes sujette au problème, vous allez être époustouflée par le confort des produits nettoyants spécial « hygiène intime ». Nous vous conseillons de les acheter en pharmacie, et d'éviter notamment les formules, certes au bon pH, mais parfois irritantes que l'on trouve, trop bon marché, dans les rayons des supermarchés. Nous vous recommandons la formule classique à l'acide lactique, une substance produite naturellement par le vagin, véritable barrière anti-irritation, antidémangeaisons et même anti-infections.

10 Palmarosa, le déodorant parfait

Vous trouvez que les déodorants classiques sentent « bizarre », ils vous font éternuer chaque matin ou vous étouffent à moitié dans la salle de bains, même largement ventilée ? Vous avez entendu dire qu'ils ne seraient pas inoffensifs, qu'ils renfermeraient de l'aluminium, des ingrédients irritants ? Ou tout simplement vous ne les trouvez pas assez efficaces, surtout vers la fin de journée ou quand il fait très chaud ?

La solution tient dans un tout petit flacon, que vous pouvez en plus glisser facilement dans votre sac à main pour un « rappel » si nécessaire (à notre connaissance, personne n'a eu besoin de faire la moindre « retouche », même au plus fort de l'été) : de l'huile essentielle de palmarosa. Ses propriétés antitranspirantes sont moins connues que ses aptitudes antimycoses, et pourtant. C'est de plus une huile essentielle géniale pour la peau, qui procure une délicieuse odeur chaude, un peu comme celle de la rose. Plus vous avez chaud, plus vous sentez bon ! Comme elle est très antibactérienne et antimycose, elle prévient aussi la formation de mauvaises odeurs sur les vêtements. Et avec elle, aucun risque d'auréoles blanches ni de taches quelconques. Le rêve.

> LE CHIFFRE CHOC
>
> **2 à 4 millions** de glandes sudoripares (qui fabriquent de la sueur) sont réparties sur l'ensemble de notre corps.

Nos conseils en +

- Appliquez 1 goutte pure de palmarosa le matin, sous les aisselles épilées, propres et sèches, juste après la douche. Étalez bien. Vous êtes largement tranquille jusqu'à ce soir.
- Portez toujours des vêtements qui laissent passer l'air, surtout au niveau des bras.
- Si vous aimez les baskets, passez-les régulièrement en machine. Non, cela ne les abîmera pas.

11 Plus de 37 secondes pour se laver les dents

Vous croyez avoir passé l'âge qu'on vous serine de vous brosser les dents ? Vous en êtes sûr ? Voyons… Vous brossez-vous les dents après chaque repas, chaque prise alimentaire ? Changez-vous votre brosse tous les mois ? Jetez-vous votre brosse après un épisode de rhume, grippe ou autre maladie ? Le brossage dure-t-il 12 secondes, 1 minute ou 3 ? Pensez-vous à nettoyer vos gencives, l'espace interdentaire ? Si vous avez répondu « non » à une seule de ces questions, vous n'avez plus qu'à revenir en deuxième semaine… Les dentistes sont formels : pour garder une bouche en bonne santé, les soins à la maison comptent davantage que ceux prodigués en cabinet. Tout simplement parce qu'ils se répètent chaque jour !

Le chiffre choc

37 secondes, c'est le temps moyen d'un brossage standard. Ce chiffre navrant est tout à fait réel. Et le pire, c'est qu'il ne se produit… qu'une fois par jour. Ce qui nous donne 3 h 45 de brossage/an.

37 secondes par jour... Pas énorme pour prendre soin d'un capital dentaire précieux, dont l'hygiène déficiente mène fréquemment à la carie, bien sûr, mais aussi à la parodontose, elle-même augmentant les risques de faire un diabète, un accident vasculaire cérébral, un infarctus ou d'accoucher prématurément (si d'autres facteurs de risques y sont associés). Pas de quoi rire, donc. Diverses études, bien connues des dentistes, montrent que le score s'élève un peu pour les personnes qui se sentent « concernées » par leurs dents : on passe à 7 h 30 par an. Mais seules les personnes qui souffrent d'un problème bucco-dentaire s'occupent vraiment bien de leurs quenottes : 40 heures par an. Voilà qui est déjà mieux, et même très bien !

Les chiffres chocs

On vous met tout ça dans un petit tableau pour bien visualiser la suite des évènements.

Les personnes...	Standard	Standard « motivées » (conscientes de l'importance de l'hygiène)
Se brossent les dents pendant	37 secondes	37 secondes
Combien de fois par jour ?	1	2
Nombre d'heures de brossage/an	3 h 45	7 h 30

➲

Les personnes…	Qui ont un petit problème dentaire	Qui ont de vrais problèmes dentaires avérés
Se brossent les dents pendant	240 secondes	240 secondes
Combien de fois par jour ?	1	2
Nombre d'heures de brossage/an	24 h	40 h

Alors, la suite, la voilà : seules les personnes de la colonne « 40 h » s'occupent suffisamment bien de leurs dents pour être quasi certaines d'échapper à la maladie parodontale, et donc de conserver 9 dents sur 10.

Nos conseils en +

- Brossez partout, devant, dessus, dessous, à l'intérieur, il faut couvrir la totalité de la surface dentaire.
- Essayez de penser à changer d'angle d'attaque d'une fois sur l'autre. Le brossage est plus agressif dans les premières secondes. À force, le geste peut finir par fragiliser les gencives et même les dents.
- Brossez toujours du rose vers le blanc (de la gencive vers la dent), donc verticalement. Surtout pas horizontalement ni de la dent vers la gencive, pour ne pas amener de bactéries vers cette fragile muqueuse.
- Habituez les enfants à vous imiter dès le plus jeune âge, y compris s'ils ont encore leurs dents de lait.
- Pour le dentifrice, c'est comme vous voulez, du moment qu'il n'est pas abrasif, donc non aux dentifrices en poudre, à ceux qui font comme des petits grains quand on les écrase entre 2 doigts, ainsi qu'à ceux qui donnent l'impression de décaper.

12 Brosser sa langue 7 fois dans sa bouche contre la mauvaise haleine

Dans le corps humain, qui dit odeur dit bactéries. Pour l'haleine comme pour le reste. La principale bactérie responsable de la mauvaise haleine s'appelle *Treponema denticola*. Mais d'autres bactéries sécrètent des composés soufrés volatils, responsables de l'halitose, le nom savant de la mauvaise haleine. Surtout du sulfur d'hydrogène, à la délicate odeur d'œuf pourri. Mais aussi du méthylmercaptan et du diméthylsulfide, des cétones, du triméthylanine, de l'acide propionique, butyrique, de la putrescine, de la cadavérine... Miam !

On se sent toujours plus à l'aise quand on nomme les ennemis que l'on s'apprête à affronter. Vos armes : une brosse à dents et du dentifrice. Frottez le plat de la langue comme si vous vous brossiez les dents, vous garderez l'haleine fraîche plus longtemps. Et sachez que les médecins prennent ce problème très au sérieux, au point de se réunir lors d'un congrès mondial tous les deux ans, rien que sur ce thème.

> LE CHIFFRE CHOC
>
> Plus d'**1/3 des bactéries** indésirables de notre bouche coulent des jours heureux sur notre langue.

Nos conseils en +

- Dans près de 90 % des cas, la mauvaise haleine est due à un problème buccal. En cause, soit l'hygiène (votre brossage est insuffisant ou inefficace, vous oubliez de passer sur la langue, vous allez trop vite dans les espaces interdentaires), soit un trouble à solutionner avec votre dentiste (carie, parodontose).

- Si tout cela est en ordre, l'origine de l'halitose peut être un trouble ORL (nez, sinus, amygdales), métabolique (diabète, insuffisance rénale). Ou, nettement plus rare, le « syndrome de l'odeur de poisson », une anomalie génétique touchant tout de même 1 % de la population, qui parfume toutes les sécrétions (haleine, urine, sueur, salive, vaginales) d'une nette fragrance de poisson pourri. Pour toutes ces causes, des solutions existent.
- Le persil et le thé vert, riches en polyphénols, sont de bons antiseptiques et désodorisants pour l'haleine. Ils captent le mercaptan et neutralisent d'autres mauvaises odeurs (ils ne les masquent pas, mais les éliminent bel et bien). Certains produits d'hygiène dentaire en renferment, nous vous les conseillons.
- Vous pouvez aussi acheter un gratte-langue, à utiliser après le brossage. Franchement pas indispensable, mais…

13 Un mouchoir jetable ou une pataugeoire à microbes

Pour libérer les narines encombrées, le mouchage est tout indiqué. Mais mieux vaut opter pour des mouchoirs jetables, surtout en période d'infection ! À moins que vous préfériez vous réinfecter à chaque fois que vous utiliserez le bon vieux mouchoir à carreaux des familles, plein à craquer de microbes qui n'ont qu'une envie : retourner bien au chaud dans vos narines. Et bien évidemment, ce n'est pas la peine d'utiliser un mouchoir jetable si c'est pour se remoucher dedans !
Si vous vous mouchez à cause d'un gros chagrin, là c'est différent : le surplus de larmes commandé par les canaux lacrymaux est évacué par ce biais (sinon ce serait les grandes eaux de Versailles dans vos yeux), et le seul risque pour ledit mouchoir à carreaux est de se tacher de rimmel.

Une pataugeoire à microbes

Nous sommes entre nous. Appelons un chat un chat, et le liquide parfois multicolore que fabrique notre nez, de la morve. Plutôt que du mépris, elle mérite tout notre respect car sans elle, nous ne survivrions pas bien longtemps. Son rôle : avec l'aide des poils du nez, capturer en permanence les impuretés, poussières, polluants, virus, parasites, bactéries et autres intrus qui se présentent à nos portes… et qu'il n'est pas question une seule seconde d'introduire dans les poumons. Piégés, les importuns s'engluent dans ce liquide filant, y pataugent mollement avant de glisser directement dans l'estomac, où l'acidité infernale ne leur laisse aucune chance de survie. D'autant que dans ce mucus patrouillent des antiseptiques de deux types. Le lysozyme, qui détruit les bactéries, l'interféron qui empêche la multiplication des virus.

Même fin tragique pour les microbes et poussières qui seraient parvenus un peu plus bas, jusqu'à la trachée ou carrément les bronches. Eux aussi, englués dans le mucus local, remontent jusqu'à la croisées des « chemins » (pharynx) et retombent dans l'œsophage pour leur destination finale : l'estomac.

Généralement, si une poussière parvient à déjouer l'implacable piège mécanique du nez et fait mine de s'approcher des poumons, elle est immédiatement repérée et évacuée par les forces de l'ordre, avec pertes et fracas : c'est l'éternuement.

Des goûts et des couleurs

Mais revenons à notre morve. Fabriquée dans l'intimité des fosses nasales par des muqueuses hyperactives, priées de fournir les 500 ml requis par 24 h pour humidifier l'air, elle est chargée de globules blancs (nos soldats) qui veillent en permanence au grain, prêts à intercepter tout individu suspect. Lorsque tout va bien, elle reste d'un beau transparent discret. Mais qu'un microbe se présente et se multiplie, et voilà nos soldats immunitaires qui se précipitent pour encercler l'ennemi et le réduire à néant : la bataille, parfois rude, parfois longue, colore la morve de jaune ou de vert, deux teintes trahissant les pertes dans le camp des microbes et dans celui de nos lignes de défense. Une fois tous les envahisseurs éradiqués, la morve retrouve sa transparence cristalline.

À force de s'accumuler, les saletés forment des boules : les crottes de nez (qu'il est vivement déconseillé d'aller « récolter » délicatement de l'extrémité du petit doigt, ce que font quand même tous les adeptes de rhinotillexomania – c'est la manie de se curer le nez), soit 70 % d'entre nous. Et encore plus de les manger (un régime alimentaire concernant 3 % d'affamés tout de même !) : cette détestable habitude s'appelle la mucophagie. Non que l'on risque grand-chose, mais compte tenu de sa composition (morve + microbes + poussières...), nous n'avons pas affaire à un comestible de première qualité... Les crottes de nez, donc (quelle poésie), sont évacuées soit en se mouchant, soit par la voie normale d'évacuation (estomac).

En pleine période des pollens ou après avoir attrapé froid, vous avez l'impression que ça ne s'arrêtera jamais, que votre nez peut en produire des litres et des litres sans s'arrêter ? Ce n'est pas seulement une impression ! Le mucus étant presque exclusivement constitué d'eau, et le nez allant « piocher » cette eau dans notre sang, tant que nous aurons du sang, notre nez peut joyeusement continuer à couler.

Le chiffre choc

1 litre. C'est la quantité minimum de morve que l'on avale par jour. En cas de rhume, d'allergie au pollen ou de rhinite, les doses sont sensiblement augmentées... Bon appétit !

Nos conseils en +

- Le nettoyage du nez est négligé en cas de rhume. Or, les médecins ORL rappellent qu'il s'agit là du tout premier geste pour se débarrasser de nombreuses infections liées à la saison froide. Comment espérez-vous éliminer vos hôtes indésirables sans un bon lessivage en profondeur ? Un vrai bouillon de culture. À la pharmacie la plus proche, vous trouverez de l'eau de mer stérilisée, nettement plus adaptée que le traditionnel sérum physiologique, pourtant encore proposé ! Et ne la quittez plus. Un pschitt matin et soir pour une hygiène nasale parfaite au quotidien, beaucoup plus en cas d'épisode infectieux. PUIS le mouchage. Vous constaterez vite la différence « avec ».

- En Asie, si roter est plutôt bien vu (c'est que le repas a été apprécié !), se moucher à table est en revanche extrêmement inconvenant. Au lieu de renifler pendant tout le repas, ce qui n'est guère mieux, levez-vous pour vous moucher discrètement dans un lieu où l'on ne vous voit pas. Exactement comme si vous deviez vous isoler pour aller aux toilettes.

14 Mets ta main devant ta bouche !

Les règles de savoir-vivre et même de simple politesse trouvent souvent leur origine dans l'hygiène. On ne met pas ses doigts dans le nez, on ne porte pas à la bouche un objet tombé par terre, on ne parle pas la bouche pleine… et on met sa main devant sa bouche quand on tousse. En effet, la salive est l'un des principaux vecteurs d'infections en tous genres. Dans nos postillons surnagent les gouttelettes de Flügge, que notre système respiratoire libère dans l'atmosphère par le souffle, la parole, la toux, le crachat, etc. Les « grosses » donc « lourdes » gouttes tombent sur le sol – Loi de Stokes – ou éventuellement pénètrent notre organisme, mais peu profondément, provoquant tout au plus un rhume ou un mal de gorge. Les « extra-minuscules » s'évaporent instantanément, avant même d'atteindre le sol. Mais entre les deux, les gouttelettes « petites à moyennes » peuvent s'inviter dans notre système respiratoire, et remonter jusqu'aux poumons pour y causer des infections. Raison de plus pour aérer régulièrement les pièces, voire y pulvériser ou vaporiser des huiles essentielles antimicrobes (citron, citronnelle, eucalyptus…) pendant les épisodes d'épidémies. Car l'homme est responsable à 80 % de la pollution microbienne de l'air d'un local. 15 % seulement des polluants sont dus au système de ventilation et 5 % à la structure et matériaux du local lui-même.

Le chiffre choc

160 km/h : c'est la vitesse de sortie d'un éternuement. Donc l'arrivée d'un postillon dans l'œil du voisin si vous ne prenez pas les précautions qui s'imposent.

Nos conseils en +

- Lavez-vous les mains tout de suite après. Les vrais ayatollahs de l'hygiène recommandent de tousser dans le pli du coude.
- Détournez-vous si quelqu'un tousse ou éternue en face de vous.
- Aérez les locaux, on l'a dit, on le répète, on le rabâche, tant pis.
- Pendant que l'on éternue, la violence du choc est telle que nos yeux se ferment, et qu'on ne contrôle aucun muscle du visage, d'où des grimaces parfois très originales. Évitez de « garder » un éternuement pour vous (éternuer à l'intérieur), même si le savoir-vivre n'est pas d'accord… cela peut faire vraiment mal !

15 À plein gaz

Le corps humain est plein de ressources, surtout lorsqu'il s'agit de faire du bruit, de produire des odeurs, ou les deux à la fois. Alors, une fois pour toutes, sachez que les gaz « du haut » (rots) n'ont rien à voir avec ceux du « bas » (pets). Et que les uns comme les autres sont parfaitement normaux. Leur absence est même très inquiétante.

Ceux du haut. Ils naissent (ou ont été importés par vos soins) dans l'estomac, soit parce que vous avez mangé très vite, soit parce que vous fumez (surtout pendant le repas), soit parce que les aliments que vous avez consommés en renfermaient beaucoup (glaces, boissons gazeuses, même le champagne !), soit parce que vous ruminez du chewing-gum très souvent. Si tout le monde s'extasie sur le rot du bébé, à l'âge adulte, cette impolitesse du corps paraît exceptionnellement répugnante, dans notre société en tout cas. Pour éviter de mal vous faire voir, mieux vaut donc limiter les éructations.

L'estomac est une sorte de sac qui peut contenir 1 à 1,5 l de « matériel » (alimentation + sucs digestifs), et jusqu'à 10 l dans certains cas exceptionnels. L'expression « se remplir la panse » prend alors tout son sens ! Au fil de la digestion stomacale, l'air est extrait des aliments et, de plus, les différentes opérations chimiques digestives provoquent des gaz. L'ensemble finit par former une sorte de « poche » qui distend l'estomac, trop heureux de laisser le tout remonter vers le haut (bouche). Résultat : la pression qui appuyait sur le cœur et le poumon gauche se relâche, on se sent bien mieux !

LE CHIFFRE CHOC

118,1 décibels : c'est le rot le plus fort jamais émis. Ce record du monde tout en finesse revient à l'anglais Paul Hunn (Londres). Un score sonore impressionnant qui correspond au bruit d'une tronçonneuse en fonctionnement ou à un cours d'aérobic en club de gym. Un avion au décollage, c'est 120 décibels : pas beaucoup plus !

Ceux du bas. Ce sont les flatulences, aussi appelés gaz ou pets. Eux aussi sont on ne peut plus normaux, et eux aussi sont en rapport direct avec ce que nous mangeons. En revanche, ils proviennent de l'activité des bactéries intestinales occupées à digérer ce qui ne l'a pas été en amont (dans l'estomac, donc), notamment les aliments riches en fibres, comme le chou ou les flageolets. La plupart des pets sont absolument inodores, d'où, là encore, une discrétion naturelle. En revanche, dès qu'ils se chargent de mercaptans et/ou de sulfure d'hydrogène, les bactéries responsables de l'outrage ont beau être invisibles, elles ne passent pas inaperçues !

LE CHIFFRE CHOC

Nous fabriquons chaque jour entre **1 et 1,5 litre** de gaz, soit en moyenne 13 pets, de quoi remplir un ballon de baudruche.

Gargouillis : la faim justifie les moyens !

La honte. Au beau milieu d'une réunion importante, votre ventre vous trahit : il gargouille, gronde, miaule bruyamment. Lui intimer le silence est parfaitement inutile, car il ne fait que son travail (même s'il vous empêche de faire le vôtre sereinement !). Probablement, vous vous trouvez à l'approche du déjeuner ; votre système digestif, ultra-routinier, commence à se préparer à la digestion. L'estomac produit de l'acide, les glandes digestives (foie, pancréas) se « réveillent », les intestins évacuent vers le côlon les restes du dernier repas afin de libérer de la place pour le prochain. Les compères digestifs font progresser le tout dans votre « tuyauterie » interne grâce au concours des muscles circulaire, exactement comme lorsqu'on appuie sur un tube dentifrice. Ces efforts sont bruyants. Mais en réalité, toute la zone est en effervescence permanente et si vous collez votre oreille contre le ventre de votre partenaire, vous y percevrez les échos d'une vie très intense !

Simplement, là, pendant la réunion, loin de votre dernier repas, les gargouillis nettement audibles résonnent dans les organes vides. La seule parade ? Se mettre à table. En attendant, vous pouvez toujours appuyer assez fort sur votre ventre pour tenter de le faire taire. Mais le résultat n'est pas garanti et, de toutes façons, très temporaire…

Nos conseils en +

- Roter est normal, mais il y a des limites. La plupart d'entre nous émettons entre 3 et 4 rots après chaque repas (même si l'on ne s'en rend pas compte !). Mais certains montent jusqu'à… 67 selon une récente étude. Le Dr Katie Ellard, la gastroentérologue australienne en charge de ce travail, précise qu'il ne s'agit pas là d'une maladie digestive, mais plutôt d'un trouble du comportement. Pour elle, les « roteurs professionnels » commencent par se « forcer » un peu puis se laissent ensuite déborder par la situation, alors qu'il suffirait de dire « stop ». Alors un peu de décence s'il vous plaît ! Pour les gaz « d'en bas », la logique est un peu la même.

- Limitez les sources d'air (rots) et de fermentation (pets). Attention à l'excès de sucres (« lents » ou « rapides »), aux produits laitiers et même... au stress.
- Si vous savez qu'une réunion va s'éterniser et risque d'empiéter sur votre horaire de repas, anticipez : grignotez quelques fruits secs, cela donnera du « grain à moudre » à votre ventre en attendant mieux.

16 Flore intestinale équilibrée, santé à la clé

Nous vivons chez les bactéries, exactement comme Cocteau vivait chez ses chats. Nous sommes d'ailleurs nous-mêmes un véritable gros tas de bactéries (n'y voyez là aucune connotation négative), avec un record dans nos intestins, pas du tout stériles puisque habités par 100 000 milliards d'entre elles. C'est 10 fois plus que de cellules dans tout l'organisme ! Elles se répartissent en 500 espèces différentes, représentent 50 % de la masse fécale (excréments).

Ces bactéries, en grande majorité « amies » :

- assurent la digestion dans le côlon des aliments non transformés dans l'intestin grêle ;
- dégradent une partie du cholestérol, réduisant son taux ;
- rendent les médicaments opérationnels ;
- améliorent la digestibilité des protéines et du lait ;
- augmentent l'acidité de l'intestin, ce qui empêche la croissance de nombreux germes ;

- facilitent l'assimilation des vitamines et minéraux ;
- participent au renouvellement des cellules de l'intestin ;
- permettent la dégradation complète des aliments et l'élimination des déchets ;
- activent les phytœstrogènes du traitement naturel lors de la ménopause (les échecs sont souvent dus à une flore perturbée) ;
- protègent l'organisme des souches pathogènes en les empêchant de se fixer sur la muqueuse (c'est l'effet « barrière ») ;
- soutiennent le système immunitaire ;
- participent à la prévention du cancer du côlon ;
- renforcent toutes les muqueuses.

Ça ira ?

La flore intestinale est désormais considérée comme un véritable organe clé de notre santé :

- **Physique** : 80 % de notre immunité siège dans l'intestin. Un seul exemple : lorsque la flore intestinale est de bonne qualité, il faut 1 million de salmonelles pour causer la maladie. Si la flore est perturbée, 10 bactéries suffisent à provoquer une salmonellose.
- **Mentale** : l'intestin héberge autant de neurones que la moelle épinière, soit 100 milliards, et fabrique plus de 20 neuromédiateurs, dont la fameuse sérotonine, ou « substance du bonheur ». Raisons pour laquelle les chercheurs l'ont surnommé « le second cerveau ».

Le chiffre choc

Notre flore intestinale « pèse » **2 kg** sur la balance ! Autrement dit, si votre poids est de 56 kilos, vous pèseriez 54 kilos si on retirait vos bactéries intestinales. Ce qui est évidemment impossible et surtout pas souhaitable…

La flore intestinale, habituellement stable, peut être perturbée par :

- un changement d'alimentation ou de mauvaises habitudes alimentaires ;
- le stress ;
- la prise d'antibiotiques ;
- les allergies ou intolérances alimentaires ;
- les déficits immunitaires ;
- les maladies métaboliques sévères.

Les conséquences de ce déséquilibre peuvent mener à des troubles très variés : baisse de l'immunité (tendance à attraper tous les microbes qui passent : rhume, grippe, turista), tendance aux infections récidivantes (mycose, cystite…), et évidemment troubles digestifs (diarrhées, constipation, ballonnements, indigestions, intolérances, allergies…).

Nos conseils en +

➘ Prenez soin de votre flore intestinale en mangeant chaque jour beaucoup de végétaux (les fibres sont très importantes). Et vive les FOS, des sortes de « super-fibres » que l'on trouve dans les aliments suivants :

- Ail
- Artichaut
- Asperge
- Banane
- Bardane
- Ciboulette
- Chicorée
- Échalote
- Froment
- Oignon
- Orge
- Pissenlit
- Poireau
- Salsifis
- Soja
- Tomate
- Topinambour
- Seigle

➘ Flore perturbée ? Soutenez vos gentilles bactéries en prenant des probiotiques (« bactéries amies »), qui viendront leur donner un « coup de main » temporaire. Résultats spectaculaires garantis ! Renseignez-vous en pharmacie : à chaque trouble « son » produit probiotique (contre les mycoses récidivantes, les allergies, la diarrhée du voyageur, les maladies de l'hiver), car à chaque trouble ses souches bactériennes spécifiques.

- Méfiez-vous des agresseurs patentés de la flore (alcool, pilule, médicaments anti-inflammatoires, antibiotiques, anesthésie, chimiothérapie). Si vous savez que vous allez y être confronté, prenez les devants en attaquant vos probiotiques AVANT de constater les signes de déséquilibre de la flore ! Cela vous évitera bien des ennuis...*

17 Du jus de cranberry contre les cystites

« Buvez, éliminez ! »... les bactéries qui auraient la mauvaise idée de s'installer dans le système urinaire (vessie ou urètre), provoquant des difficultés d'uriner, des brûlures, etc. Alors que, normalement, l'urine est stérile, ainsi que tous les organes où elle stagne ou circule. Les germes incriminés proviennent de l'intestin ou du vagin. Si vous avez tendance à faire des cystites, consommez chaque jour un grand verre de jus de cranberry. Ce jus de fruits a fait ses preuves pour prévenir les cystites récidivantes. Ses résultats sont même supérieurs à ceux obtenus par les médicaments ! Comprenons-nous bien : il ne soigne pas lorsque la cystite est là, mais il l'empêche de revenir. On en trouve désormais partout, même sous des marques distributeur.

---

* Voir *Les Probiotiques, c'est magique !* Danièle Festy, éditions Leduc.s.

LE CHIFFRE CHOC

Notre urine est composée d'eau à **95 %**. Les 5 % restants sont des minéraux et des substances organiques dont le corps se débarrasse en raison de leur toxicité (urée, acide urique, résidus de médicaments...).

Nos conseils en +

- Plus il fait chaud, plus il faut boire de l'eau. C'est la première mesure pour se prémunir contre les cystites.
- La cystite empoisonne la vie de 20 % des femmes et récidive dans 50 % des cas. Elle est gênante, douloureuse, et apparaît lorsque le terrain est fragilisé. Elle s'installe plus facilement en cas de fatigue, physique ou psychologique.
- Normalement, l'urine est (presque) inodore. Certains aliments, tels que les asperges, peuvent cependant lui conférer un « parfum » caractéristique temporaire. C'est normal et sans aucune gravité.
- Lorsque vous avez envie d'uriner, n'attendez pas. Laisser « stagner » l'urine n'apporte rien de bon. Normalement, la vessie se manifeste lorsqu'elle est quasiment pleine – elle peut contenir l'équivalent d'environ 2 verres, ce qui explique que l'on aille faire la petite commission plusieurs fois par jour – écoutez-la !

18 Quand la fièvre monte...

La fièvre est un mécanisme génial du corps pour éliminer les microbes. Non qu'elle les tue directement (il faudrait que notre sang se mette à bouillir pour ça !) mais elle les affaiblit. De plus, cette montée en température permet au corps de fabriquer plus de globules blancs (nos soldats immunitaires) et de les suréquiper en armement (ils produisent une plus grande quantité d'anticorps et peuvent réduire la multiplication de microbes). Par ailleurs, méconnue et pourtant bien utile, la fièvre empêche les microbes d'utiliser notre fer et notre cuivre contre nous. La température grimpe à cause d'une infection, bien sûr, mais aussi en cas de traumatismes physiques, de certains cancers, à certaines phases du cycle féminin (ovulation) ou encore pendant l'activité physique soutenue.

Nos conseils en +

- La fièvre est fatigante pour le corps. Elle peut mener à la déshydratation, voire à des convulsions ou carrément à l'infarctus si elle dépasse les 42°C. Elle est responsable d'acidose (malaises, étourdissements, perte de concentration), une situation délétère voire dramatique si elle dure trop.

19 Respirez à fond !

Ne pas respirer correctement est une erreur très banale, surtout en Occident. Les sécrétions respiratoires (mucus), circulent moins bien et cette stagnation est propice au développement microbien. Et en plus, on oxygène mal son corps, qui est alors moins performant. Aucune amélioration en vue en période d'épidémies ORL, puisque le calibre des voies aériennes se rétrécit…

> Le chiffre choc
>
> 9 Occidentaux sur 10 respirent mal, trop « petit ».

Il est important de respirer normalement, c'est-à-dire complètement. Là, par exemple, si vous analysez votre respiration, elle est certainement de faible amplitude : vous inspirez un peu d'air, qui remplit à peine le haut des poumons, et ressort rapidement. Inspirez une grande goulée d'air, faites-la descendre jusque dans le ventre, et laissez-la repartir lentement. En une seule fois, vous vous sentez certainement déjà mieux ! Il est encore plus important de bien respirer que de bien manger. N'oublions pas que dans la tradition hindoue, l'air contient le « prâna », c'est-à-dire l'énergie, la force vitale.

Nos conseils en +

- Deux fois par jour, matin et soir (surtout avant de dormir), offrez-vous quelques respirations très profondes, lentes, amples. Avis de grand calme garanti. Magique, simple et gratuit !

20 Un nez très inspiré

Chaque jour, nous inspirons et expirons 10 000 à 13 000 litres d'air (15 m^3 !). Air qu'il est vital d'humidifier et de filtrer. C'est le travail du nez, qui en plus le réchauffe pour l'acheminer à la vitesse de 6 km/h (32 km/h si on renifle énergiquement) jusqu'aux poumons. La bouche est une « voie bis » pas du tout conçue pour cela, qui ne sert à respirer qu'en cas d'urgence.

Quelques remarques afin de bien comprendre toute l'importance de ce réflexe. L'organisme est armé jusqu'aux dents pour faire face aux innombrables microbes qu'il rencontre à chaque instant. Les voies ORL, notamment, sont particulièrement équipées puisqu'elles font le lien entre « le dehors » et « le dedans ». Le système respiratoire est le carrefour de tous les dangers. Car si les prises d'air (narines, bouche) semblent minuscules, la logistique dissimulée dans le corps est nettement plus étendue : sinus, pharynx, larynx, bronches, poumons. Tout ce petit monde réceptionne 10 litres d'air par minute et se trouve donc en contact permanent avec jusqu'à 1 500 particules en suspension (et plus de 1 000 grains de pollen pendant la saison). Le nombre de microbes potentiellement présent à chaque inspiration est vertigineux. Heureusement que nous disposons d'un système de protection efficace !

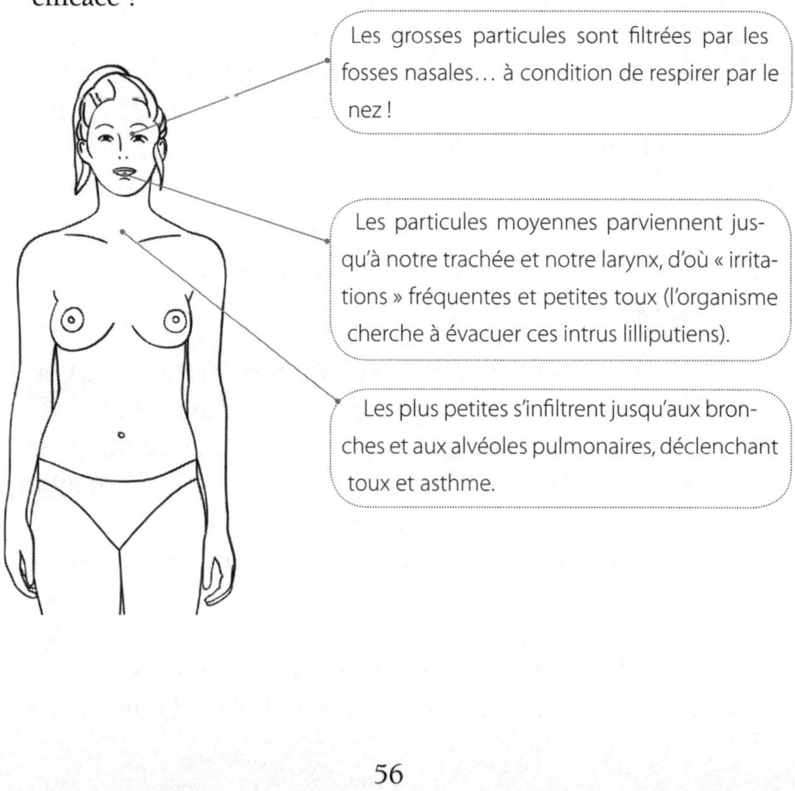

> **Le chiffre choc**
>
> Chaque jour, nous respirons **28 000 fois** (plus en cas de pollution).

Nos conseils en +

- Respirer confortablement est vital. Traitez toujours immédiatement tout ce qui fait obstacle : asthme (traitement de fond o-bli-ga-toire), rhinite allergique (certaines personne ont le nez bouché toute l'année. Ça se soigne !), rhume des foins, etc.

21 3 km à pied

Marcher 1 heure par jour, soit environ 3 km, c'est la base, le minimum vital. Il n'existe pas d'hygiène de vie sans cette activité physique reine. Marcher, c'est « piétiner ses soucis », comme l'a gravé un randonneur dans un refuge de montagne, mais aussi relancer toute la circulation sanguine grâce à une pompe placée sous le pied, qui ne s'active que lorsqu'elle est un peu « écrasée ».

Nos conseils en +

- Contrairement à la simplicité trompeuse de ce réflexe, il s'agit d'un des conseils les plus importants de ce livre. Non qu'il soit « antibactérien », mais cette activité physique minimale est nécessaire à un fonctionnement optimal de notre corps, et notamment de notre immunité. Il n'y a plus qu'à mettre un pied devant l'autre !

22 Une bise plutôt qu'une poignée de main

À part se placer juste devant lui pendant qu'il tousse sans mettre sa main devant sa bouche, il n'y a pas de meilleur moyen d'attraper un rhume ou une grippe qu'en serrant la main de quelqu'un de contaminé même s'il ne présente aucun symptôme ! Contrairement à ce que l'on pourrait croire, il est donc nettement préférable de tenter un rapprochement amical plutôt que de garder ses distances… même les hommes qui, non contents de se saluer d'une poignée de main virile, ont tendance à légèrement « oublier » de se laver les mains de retour à la maison ou au bureau : une étude canadienne indique que moins de 40 % des hommes déclarent s'y astreindre, tandis que près d'une femme sur 2 passent par le lavabo.

Les mains sont non seulement fort accueillantes pour les microbes, mais en plus, « baladeuses », elles virevoltent autour des muqueuses du nez, de la bouche ou des yeux, avec les suites que l'on sait.

Nos conseils en +

- Une bise, on ne risque rien. Un baiser sur la bouche, c'est le contraire : aussi bon vecteur de virus que la main, voire plus, le simple smack comme le baiser profond sont peu recommandés en période d'épidémies…

23 Tic-tac, tic-tac… l'emploi du temps vient de l'intérieur

Chacune de nos cellules, chacun de nos organes, chacune de nos grandes fonctions est régulé par une sorte d'horloge biologique et soumis à un rythme qui lui est propre. Par exemple, nous vivons la journée et nous dormons la nuit, notre peau se renouvelle en 28 jours, l'activité de notre cerveau varie toutes les 90 minutes, etc. Selon sa durée, on parle de rythme circadien (période d'environ 24 heures : de 20 à 28 heures), nycthéméral (période précise de 24 heures, soit 1 jour et 1 nuit), ultradien (période inférieure à 24 heures), etc. Respecter le tempo intime du corps fait partie de l'hygiène quotidienne. Par exemple, chacun sait qu'une privation de sommeil fatigue et peut finir par rendre malade, voire mettre en danger la vie dans les cas extrêmes.

Emploi du temps de mes rythmes intimes*

… il est valable tous les jours de toute la vie, sans week-ends ni jours fériés !

- Rythme biologique interne :

2 h : production maximale de mélatonine (hormone qui régule veille/sommeil) ; normalement, vous devez dormir à poings fermés ; jusqu'à 5 h, vigilance au minimum.

3 h : baisse maximale de température corporelle ; le sommeil est encore plus profond.

7 h : production maximale de cortisol (hormone du réveil) ; c'est le moment de se lever (ce sera plus dur après).

* Les horaires peuvent varier d'environ 1 heure en fonction des individus.

12 h : meilleur moment pour la mémoire de travail (effort de « fond »).

14 h : production maximale d'insuline (hormone du métabolisme) et d'adrénaline (hormone qui stimule le cœur) ; c'est le moment où le sucre est le plus facilement brûlé, donc non stocké sous forme de gras.

15 h : muscles de la main et respiration au maximum de leurs capacités ; c'est le moment de faire du sport.

17 h : meilleur moment pour mémoriser à long terme.

18 h : valeurs maximales de température corporelle, de battements du cœur, de pression artérielle, meilleures performances sportives ; on est 100 % « vigiles », le corps est à son maximum.

Nos conseils en +

- Dans la mesure du possible, conservez le même rythme (réveil, repas…) chaque jour, y compris pendant les week-ends.
- Ne confondez pas chronobiologie et biorythmes : ces derniers, calculés selon la date de naissance, s'apparentent davantage à l'astrologie qu'à la science. Grande mode des années 80, les biorythmes seraient des cycles invariables – physique, émotionnel, intellectuel – qui nous influenceraient tout au long de notre vie, avec des jours positifs, d'autres « à risque ». Notre propos n'est pas ici de les dénigrer, mais juste de préciser qu'il s'agit d'un tout autre sujet !

24 Poils au bras

L'homme devient un homme lorsque le premier poil de moustache apparaît. Gloire et honneur ! Chez la femme, le poil est au contraire vécu comme une disgrâce, l'antiféminité absolue. En plus, à cause de lui, les bactéries trouvent support à la multiplication, c'est pourquoi avant toute opération chirurgicale, on rase intégralement la zone concernée. C'est aussi pourquoi l'épilation sous les bras est un geste de base pour éviter les odeurs de transpiration. Et peu à peu, la femme en est venue à faire la chasse tous terrains à ses poils.

La meilleure façon de raser...

- **Rasoir : le plus simple**

Évitez le rasage de trop près. Outre qu'il agresse la peau, il augmente le risque de souffrir de poil inclus (qui ne sortent pas). Ne rasez pas à contre-sens du poil, même si le résultat est plus net, et exfoliez régulièrement votre peau (produits de gommage ou gant « à grain »).

- **Crème dépilatoire : le plus doux**

Hélas, repousse rapide assurée, et odeur moyenne. Rincez toujours abondamment, et passez un demi-citron sur la peau ensuite. Il compense les effets agressifs du produit et évite les rougeurs.

- **Cire chaude : le plus efficace**

Si les poils mesurent 5 mm au moins, ça marche mieux. La cire chaude est contre-indiquée en cas d'insuffisance veineuse ou de varice, car la chaleur dilate les vaisseaux sanguins et provoque de petits « bleus ».

- **Cire tiède : elle est tiède !**

Comme elle n'est pas chaude, elle convient à toutes les femmes. Mais elle est moins efficace. Mauvais choix si les poils font de la résistance ou sont drus, ainsi que sur les zones fragiles (maillot, aisselles). Pas toujours facile à rincer, cette cire nécessite un produit spécial pour la « finition ». Ne vous acharnez pas avec de l'eau et du savon, ça ne sert à rien !

- **Cire froide : pratique en voyage**

Pensez à bien réchauffer les bandelettes de cire entre les mains avant de les appliquer, sinon pas un seul poil ne partira… Mais même avec cette précaution, n'espérez pas un résultat impeccable.

- **Cire orientale : du caramel contre les poils !**

Une méthode ludique et vraiment 100 % naturelle. Vous ne risquez rien à essayer (attention à ne pas vous brûler !), mais sachez que le caramel adhère moins bien au poil que la cire.

- **Épilateur électrique : il tient ses promesses**

Pourquoi pas, si vous n'êtes pas agacé par le bruit. Mais plongez-vous dans un bain avant. La chaleur dilate les pores, ramollit la peau, donc facilite l'épilation et la rend moins douloureuse.

- **Laser : définitif ou presque.**

Cette technique concerne uniquement les peaux blanches (sur une peau noire ou mate, il y a risque de dépigmentation) et les poils pas trop clairs. Blonds et roux sont souvent déçus par le laser.

Nos conseils en +

- La pince à épiler est indispensable pour les raccords et les petites surfaces (sourcils). Choisissez une pince courbe, qui prend bien le poil pour l'arracher : plate et biseautée, elle le coupe en deux. Tout ce qu'il ne faut pas faire !
- Évitez l'épilation juste avant les règles, c'est plus douloureux.
- Préférez le matin à l'après-midi : plus on est fatigué, plus on est sensible à la douleur.
- Exfoliez la veille de l'épilation : moins il y a de peaux mortes, moins il y a de risques de souffrir de poils incarnés.
- Appliquez toujours en final une crème ou une huile hydratante, si possible à l'aloe vera.
- Les crèmes « antirepousse » à appliquer chaque jour, à la place d'un gel hydratant, empêchent de nourrir le poil. Mais elles ne font que ralentir la repousse !

25 Tabac : aujourd'hui, j'arrête

On ne va pas vous asphyxier avec la longue liste des méfaits liés au tabac. Pour résumer, fumer est l'acte le plus antihygiénique qui soit, celui qui risque de vous causer plus d'ennuis de santé que n'importe quel autre. Cancers, maladies cardiaques, accélération du vieillissement, rides, mauvaise haleine, baisse de l'immunité, problèmes dentaires et gingivaux, troubles urinaires et de la thyroïde… tout est aggravé (dans certains cas provoqué) par le tabac. Ne pas fumer et ne pas subir la fumée des autres est donc essentiel, le tabagisme passif constituant un réel problème presque aussi grave que de fumer soi-même !

Tabagisme passif : les chiffres de la honte

La fumée de tabac contient plus de 4 000 substances chimiques parmi lesquelles la célèbre nicotine, des irritants, des produits toxiques (monoxyde de carbone...) et plus de 60 composés favorisant ou provoquant la survenue d'un cancer. Le fumeur passif (c'est-à-dire celui qui n'a rien demandé) respire une fumée plus toxique que celle inhalée par le fumeur lui-même. Un comble ! En dehors du fait qu'il est très gênant pour un non-fumeur de subir la fumée des autres, cet empoisonnement forcé aggrave les maladies existantes et en favorise de nouvelles. Ces risques augmentent en fonction de la durée et de l'intensité de l'exposition à la fumée. Pour les enfants, c'est à tous les coups davantage de maladies ORL (otites, rhinites, bronchites...), un grand risque d'asthme, de pneumonie et même un moindre développement des poumons ! Ajoutez-y un vrai danger de mort subite chez le nourrisson. Pour les adultes, les accidents cardiaques, les « attaques » et les cancers du poumon ou du sinus sont jusqu'à 2 fois plus fréquents chez un fumeur passif. Même les animaux risquent deux fois plus de mourir de cancer lorsque leur maître fume. Précision : les chiens à museau court s'exposent au cancer du poumon, ceux à museau long, au cancer nasal. Quant aux chats, c'est le lymphome, cancer félin le plus répandu, qui est en très nette expansion : la fourrure pourrait capter les particules cancérigènes de la fumée, que minou avalerait lors de sa toilette méticuleuse... Merci !

LE CHIFFRE CHOC

1 cigarette = 11 minutes de vie en moins.

Nos conseils en +

- Prendre du poids quand on arrête de fumer n'est pas inéluctable, puisque plus d'1/3 des fumeurs repentis n'ont pas grossi d'un gramme. Chez un gros fumeur (1 paquet environ), la cigarette « grignote » en moyenne 250 calories par jour. Remplacez-la par : 17 minutes de course à pied (11 km/h), 20 minutes de tennis ou de natation, 60 minutes de marche (5 km/h).
- Ou… 120 minutes de ménage.
- Les mois de janvier et de mars sont les meilleurs pour arrêter de fumer : 15 % des fumeurs stoppent alors pour de bon. Alors qu'en juillet et août, les « pires » mois pour lâcher le tabac, seuls 4 fumeurs sur 100 tiendront le coup.

26 Sauna, la machine de guerre antirhume

Le sauna est un très bon moyen de couper court aux rhumes naissants, aux coups de froid et autres petites faiblesses. Si vous en avez la possibilité, 1 séance par semaine ou par quinzaine est un excellent moyen de maintenir ses défenses en éveil. Le sauna fait transpirer, et plonge en enfer les microbes qui croyaient avoir trouvé un havre de paix en vous. N'oubliez pas de bien alterner sauna-douche froide, resauna-redouche froide. C'est le choc thermique qui lui donne toute sa valeur.

Sauna ou hammam ?

- Dans le sauna l'air est sec, très, très chaud. Il fait réagir les organes profonds, nettoie l'organisme, oblige le corps à se protéger de la température par la transpiration. L'objectif visé est surtout **thérapeutique**.

- La température d'un hammam ne dépasse pas 50°C. Mais l'humidité entrave la transpiration, empêchant le corps de se protéger de la chaleur. En revanche, la peau subit un nettoyage profond, respire mieux, se débarrasse de ses impuretés et de ses cellules mortes. L'objectif est à la fois **hygiénique** et **esthétique**, de nombreux problèmes de peau peuvent s'améliorer.

Nos conseils en +

- Une séance complète dure entre 1 h et 1 h 30 (repos et douches fraîches comprises). Soyez à l'écoute des réactions de votre corps, surtout si vous « débutez » : n'hésitez pas à rester peu en cabine et à vous reposer longtemps ensuite. Sortez dès que vous ne vous sentez pas TRÈS bien ou que votre sueur coule à grosses gouttes. Ne dépassez pas 15 minutes par passage en cabine. Rafraîchissez-vous sous une douche ou, mieux, dans un bain frais (12 à 20°) de 30 secondes à 5 minutes. Allongez-vous 10 à 15 minutes.
- Ne faites jamais de sauna après un gros repas, encore moins s'il a été alcoolisé.
- Un sauna se prend nu, sans maillot qui gêne l'évaporation, ni bijoux qui peuvent brûler la peau. Évitez de parler, de bouger ou de lire.
- Prenez une douche avant d'entrer en cabine.
- Ne vous allongez pas, restez assis pour éviter le malaise. N'ajoutez pas d'eau sur les pierres car le sauna est rapidement saturé d'humidité : plus l'air est sec, mieux vous supporterez la chaleur.

Contre-indication au sauna

Insuffisances organiques, baisse de la vitalité, fièvre élevée, pathologie lourde (cancer, sida, intoxication, drogue), maladies du rein, plaies.

27 « Les préservatifs préservent de tout, sauf de l'amour »

Peut-être vous souvenez-vous de ce slogan publicitaire qui résume à lui seul l'utilité de ce petit bout de latex, protégeant aussi bien des grossesses non désirées que des infections sexuellement transmissibles, bénignes ou mortelles. Urétrite, chlamydiose, condylomes, herpès, syphilis, sida… la liste est longue. Ne pas se protéger lors de nouvelles rencontres, c'est faire preuve d'inconscience envers vous-même et envers votre partenaire. Refusez un rapport sexuel si l'objet de vos rêves ne veut pas utiliser une capote.

Le chiffre choc

Seuls **18 %** des hommes se procureraient des préservatifs à leur taille. 34 % s'offrent carrément du XXL alors qu'ils devraient se contenter de la taille M ! Il ne viendrait pourtant à aucun d'entre eux l'idée d'acheter des baskets en 45 s'ils chaussent du 43…

Nos conseils en +

- Obligatoire : une capote de norme NF et CE. À partir de là, choisissez comme bon vous semble : colorée, avec réservoir (c'est mieux), spéciale « allergiques au latex », avec gel anesthésiant, lubrifiant, picots... ou non. Il y a l'embarras du choix.

- Un préservatif trop petit est inconfortable et risque de se déchirer, tandis qu'une taille trop lâche n'est pas ajustée et protège moins bien, voire plus du tout si l'objet s'enfuit avant qu'on le lui demande.

28 Silence !

Le bruit perturbe aussi bien les capacités d'apprentissage des enfants, que la tension et les nerfs des grands. Et contrairement à ce que l'on croit, on ne s'y « habitue » pas. La nuit, c'est encore pire : même si le sommeil semble normal, un environnement bruyant est très stressant pour le cerveau car, en l'absence de conscience, il ne « sait » pas à quoi il correspond et il reste donc en état d'alerte permanent. Les rapports officiels font état de plus de stress, de troubles du sommeil, d'allergies, d'asthme, d'hypertension, de troubles intellectuels (concentration, apprentissage...), d'agressivité, de sentiment d'abandon... bref : moins de bien-être et de santé. Au-delà de 55 décibels, on souffre 2 fois plus d'hypertension que si l'on vit dans des rues plus tranquilles. Or, ce niveau sonore est très rapidement atteint, et extrêmement courant en ville. Bref, la caravane passe, les chiens hurlent... et tout cela est bien pénible. La meilleure parade : les boules Quiès.

L '*American Speech Language Hearing Association* a mesuré le niveau sonore moyen en décibels de situations courantes.

Niveau sonore moyen des situations courantes (en décibels)

Situation	Décibels
Arme à feu, réacteur d'avion	140
Marteau et enclume	130
Événement sportif, concert live, avion au décollage, club de gym et d'aérobic	125
Cinéma	118
Moto (95 à 120)	105
Tronçonneuse, iPod (ou baladeur MP3) en France (seuil légal auquel s'est pliée Apple pour pouvoir pénétrer le marché français, alors qu'aux USA, les iPod « montent » à 127)	100
Tondeuse à gazon, métro	90
Rue encombrée, réveil	80
Aspirateur	70
Conversation	60
Pluie modérée	50
Une pièce au calme	40
Salle de lecture (bibliothèque)	30

Le chiffre choc

Près d'1 Français sur 2 se dit gêné par le bruit. L'OMS estime que **40 %** d'entre nous sommes exposés au seuil fatidique des 55 décibels, principalement causé par le trafic routier.

Nos conseils en +

- Du calme. Les décibels rendent sourd, et ça, c'est vrai. En boîte de nuit ou en concert, ne restez surtout pas à côté des enceintes, sortez prendre l'air de temps à autre pour reposer vos oreilles, éventuellement mettez des bouchons d'oreille (on a le droit d'aimer la musique sans vouloir détruire ses tympans…).
- Certains médecins parlent de pouvoir écouter 1 heure par jour de la musique à fond sans dommage. Mais la plupart rétorquent que nous aurions une sorte de « capital auditif » individuel à ne pas dilapider, hélas impossible à évaluer avant les premiers dégâts.
- Chez vous, casque ou pas, ne mettez pas la télé ni la chaîne hi-fi au maximum. Et méfiez-vous des autoradios, qu'on a tendance à « pousser » pour couvrir le bruit ambiant. Pour les tympans, ça ne couvre rien, ça s'ajoute…
- Rappel : les médecins estiment que l'audition est menacée à partir de 85 décibels. Si ce seuil, qui correspond aux ronflements de votre partenaire, est dépassé sur votre lieu de travail, prenez des mesures pour le réduire, ou mettez des boules Quiès.
- Chanter aide à renforcer l'immunité. Vos voisins ne vont pas apprécier et si en plus vous chantez faux, l'orage menace. Tant pis, il en va de votre santé. Les taux d'immunoglobuline A, une protéine qui fonctionne comme un anticorps, et d'hydrocortisone, une hormone antistress, explosent le plafond après une petite chansonnette. Les karaokés ont de l'avenir… Merci pour votre entourage de bien distinguer le « chant » du « bruit ».

29 Le plein d'ions négatifs, s'il vous plaît

L'air est plein d'atomes d'oxygène chargés d'électricité. En principe, il devrait être « neutre », mais sous diverses influences, les atomes perdent des électrons (ils deviennent des ions positifs) ou en gagnent (ions négatifs).

- Les ions négatifs dominent dans l'air propre et pur, en pleine nature : plage, montagne, proximité d'eau jaillissante naturelle. Ils tonifient, détendent, boostent les défenses immunitaires et la protection respiratoire. On les appelle les « vitamines de l'air ».
- Les ions positifs règnent en maîtres dans les villes, bureaux, zones polluées, endroits clos. Ils fatiguent et énervent.

Il y a plein d'ions négatifs…	Les ions positifs se concentrent…
• Près d'une cascade • En montagne • Après l'orage • À la campagne • Au soleil • En forêt • Près des vagues (au bord de la mer) • Dans les parcs et jardins (en ville), surtout à proximité des jets d'eau et fontaines • Sous la douche	• En milieu fermé • En voiture • Dans les endroits soumis à l'air conditionné • Avant l'orage • Aux équinoxes • Lors de la pleine lune • En hiver • En cas de brouillard • Dans les lieux encaissés • Au contact de tout tissu synthétique • Si l'air est pollué (tabac, poussière, gaz de combustion) • Près des appareils électriques (télé, ordinateur, etc.)

Nos conseils en +

- Même en ville, il y a moyen de dénicher des ions négatifs. Par exemple en mangeant dans le parc non loin du bureau, en choisissant des vêtements naturels (coton, lin, soie), en aérant les pièces, la voiture… Ne subissez pas, agissez !

30 « Contre le coup de chaleur, un verre d'eau tous les quarts d'heure ! »

La canicule de 2003 est encore dans tous les esprits, avec ses 40°C en journée et ses 25,5°C en plein cœur de la nuit. Mais la sécheresse récurrente laisse deviner qu'il va désormais falloir s'habituer aux fortes températures estivales. L'organisme s'adapte plus ou moins bien à la chaleur prolongée. Il transpire sans cesse afin d'évacuer le surplus de chaleur, et le système cardiaque doit suivre le rythme. Cet effort corporel important se solde par une déshydratation rapide, à combler en permanence : il faut boire, boire et boire encore. Et plus l'air est humide, plus il faut « augmenter les doses », car la sueur ne s'évapore pas. Maux de tête, crampes (bras, jambes, ventre), somnolence, vertiges, fatigue anormale, fièvre, peau et muqueuses très sèches, difficultés de concentration doivent vous alerter. Le malaise peut survenir très vite.

Le chiffre choc

Le corps s'acclimate en général en 8 à **12 jours** : il transpire plus ce qui est bon signe, mais il faut boire plus !

Nos conseils en +

- Buvez très souvent, plusieurs fois par heure, même sans soif.
- Levez-vous plus tôt, changez vos horaires de travail si vous le pouvez.
- Allégez vos repas, mangez plus de fruits et légumes (riches en eau).
- Restez à l'ombre, évitez de sortir.
- Portez des vêtements fins, clairs et qui « respirent ».
- Reposez-vous, ralentissez votre activité.
- Humidifiez régulièrement votre peau (brumisateur + ventilateur, c'est la meilleure formule) et/ou vos vêtements.

31 Opération grand froid

En resserrant les petits vaisseaux du nez, l'air glacé entrave le travail des défenses immunitaires. L'humidité accroît la production de sécrétions (le nez coule davantage, la toux est plus grasse). Le vent agresse les oreilles, le nez et les sinus. La météo hivernale convient donc particulièrement aux microbes, dont la pullulation engendre des courbes de température qui grimpent aussi vite que les actions des fabricants de mouchoirs en papier. Dans les transports en commun, véritables pépinières à virus, méfiez-vous de votre voisin : un simple éternuement ou même le plus ténu postillon peut vous clouer au lit pendant une semaine. Mais ils affectionnent aussi les atmosphères enfumées et le surmenage. Évitez donc les heures sup au bureau, le cendrier débordant de mégots.

Notre conseil en +

- Quand vous sortez, adaptez vos vêtements au climat. Ce conseil est simple mais pas superflu. Protégez notamment bien vos muqueuses à l'aide d'un cache-nez. Si vous avez les oreilles fragiles, c'est bonnet ou protège-oreilles obligatoire.
- Pour vous habiller, imitez l'oignon : plusieurs couches fines sont bien plus efficaces qu'une seule « épaisse ». L'air emprisonné entre deux vêtements tient plus chaud que le textile lui-même. La première couche colle à la peau (sous-vêtement thermique), la seconde doit être plus lâche (coton), la troisième sera plus « costaud » (polaire). Et pour sortir, un tissu coupe-vent s'impose.
- Ne surchauffez pas les bureaux et habitations, c'est le meilleur moyen « d'attraper froid » en sortant. Et de préparer un nid douillet pour microbes à l'intérieur…

32 Piercing : pas sur la bouche !

La question n'est pas de juger de l'intérêt esthétique du piercing, mais d'éviter de trouer son corps n'importe comment. Les médecins sont effarés des conséquences de certains piercings : infections locales mais aussi hépatites (B ou C), sida voire maladies cardiaques. Évitez au moins la bouche, particulièrement pourvue en bactéries, si vous avez décidé de vous faire perforer. Piercer cette zone (lèvres, joues, langue) peut augmenter le volume salivaire (moyen sexy), modifier la façon de parler, compliquer le fait de mâcher et d'avaler. De grosses cicatrices peuvent se former et gêner le confort buccal, des nerfs de la langue peuvent être lésés. Cette dernière, très vascularisée, peut saigner abondamment. Même les dents peuvent être traumatisées, lors de l'insertion ou d'un coup de dent involontaire contre le bijou. Jusqu'à l'étouffement qui ne peut être totalement écarté (allergie dans la gorge ou inhalation malencontreuse de l'anneau) ! Et lorsque vous serez sorti de votre phase « piercing », elle vous laissera un petit trou en héritage. Du plus bel effet, non ?

> LE CHIFFRE CHOC
>
> On estime que **100 000** piercings sont réalisés chaque année en France.

Nos conseils en +

- Le piercing, pour le corps, n'est rien d'autre qu'une plaie ouverte, donc une aubaine pour les bactéries. Ne vous faites pas piercer pendant que vous êtes malade, affaibli ; attendez d'avoir récupéré, sinon vous risquez d'avoir du mal à cicatriser, avec tous les risques que cela comporte.
- Vérifiez que votre « pierceur » pratique son art dans de bonnes conditions d'hygiène : sinon, transmission d'une hépatite B ou C par voie sanguine ou, plus grave, d'une infection à VIH (sida) possible. Y compris chez le bijoutier, qui vous perce innocemment les oreilles !
- Attention au choix du bijou, source de douleur ou d'allergies s'il est mal toléré.
- Respectez les conseils d'hygiène propres au piercing : non seulement ils éviteront l'infection, mais en plus ils facilitent la cicatrisation. En particulier, ne touchez jamais votre piercing avec des mains sales (c'est-à-dire non lavées

depuis quelques minutes !) : ce geste malheureux est la première cause d'infection. Mais aussi : astreignez-vous à des soins quotidiens, évitez les baignades (mer, piscine), n'approchez pas les animaux, tout ce qui est en contact avec le piercing (téléphone, lunettes, vêtements, serviette, drap de lit, oreiller, cheveux...) doit être propre.

- Si vous avez cédé aux sirènes du piercing buccal, les recommandations hygiéniques sont encore plus drastiques. Changez souvent de brosse à dents, ne fumez pas (ceci est également valable en cas de piercing du nez ou du septum), ne portez jamais les mains à la bouche, évitez toute relation sexuelle orale non protégée, etc.
- Les risques ne sont pas nuls non plus si vous optez pour le tatouage.

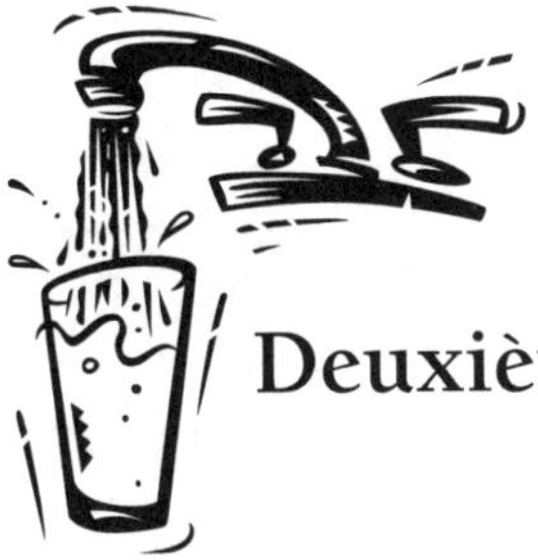

Deuxième partie

Manger : ouvrir l'œil avant la bouche

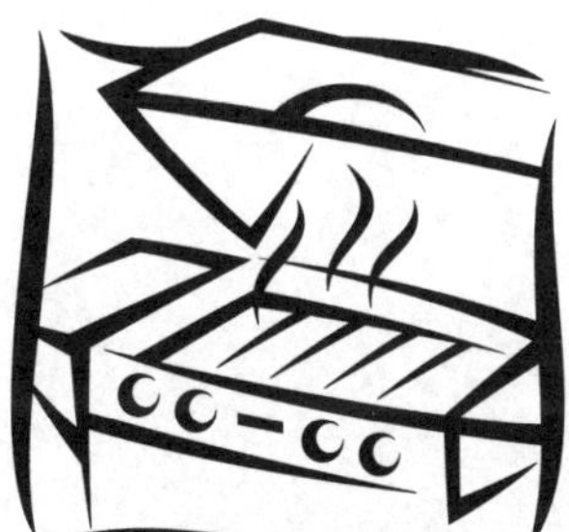

33 Sur mon Caddie, 1,6 million d'amis

Vous poussez gentiment votre chariot dans les allées du supermarché, comme des centaines de vos congénères avant et après vous ? Il y a toutes les chances que vous rameniez à la maison nettement plus de marchandises que prévu. En février 2007, des tests de laboratoires américains (Amtest, Redmond, et The Institute of Environmental Health, Lake Forest Park) révélaient que sur la barre que vous empoignez pour pousser la bête, 1,6 million de bactéries vivent leur vie et observent attentivement ce que vous jetez dans votre Caddie. Aux USA, méfiantes, les grandes surfaces proposent aux clients de remédier au problème en utilisant des lingettes décontaminantes, en libre service juste à l'entrée du magasin (à côté des chariots). Il n'y a pourtant vraiment pas de quoi stresser au point de désinfecter cette pauvre barre. Ne tombons pas dans le piège de la paranoïa aiguë envers les microbes. En revanche, si vous avez un enfant en bas âge, qu'il est assis à hauteur de ladite barre et passe ses mains dessus pour les porter à la bouche, cela peut devenir un problème. Par ailleurs, il n'est pas rare que les parents installent les enfants carrément dans le chariot, avec les chaussures bien sûr, ce qui fait plutôt mauvais ménage avec la nourriture. Pourquoi ne pas marcher dans nos réfrigérateurs ou nos placards, tant qu'on y est ?

Le chiffre choc

Chaque année, des milliards de billets de banque sont détruits parce que 30 à **100 %** d'entre eux contiennent des traces de cocaïne, d'héroïne ou autres drogues. Enfin, des traces… c'est le cas généralement, mais il arrive que leur degré de contamination soit tel que les billets sont considérés comme dangereux pour la santé ! Soit les billets ont été utilisés directement par des toxicomanes, soit ils ont été en contact avec des coupures souillées. Impressionnant à quel point l'argent peut être sale.

Nos conseils en +

- Le Caddie est un vecteur de germes parmi d'autres. L'argent aussi. Lavez-vous les mains en rentrant des courses, tout simplement !
- Les rampes des escalators et des tapis roulants sont aussi de confortables matelas bactériens. Êtes-vous vraiment obligé de vous y vautrer, ou même de vous tenir, étant donné la petite vitesse et la grande lenteur de ces moyens de déplacement ?
- Dans la catégorie conseils « shopping » ou « bureau », les spécialistes de l'hygiène recommandent d'éviter d'appuyer sur le bouton du premier étage dans un ascenseur, le plus « sollicité ». Laissez quelqu'un d'autre le faire à votre place (sympa !) ou enfoncez le bouton… avec le coude. Un peu acrobatique, mais à vous de voir.
- Si vraiment les endroits publics vous perturbent, pourquoi ne pas porter des gants (à nettoyer régulièrement), aussi bien dans les magasins que dans le métro (barre à laquelle tout le wagon se tient), voire dans votre immeuble (porte d'entrée poussée par des centaines de mains) ?

34 Faire ses courses dans le bon ordre

Vous avez sûrement été bercé au son de « attention aux surgelés… la chaîne du froid… fragiles et dangereux… ». C'est à la fois vrai et faux. En réalité, les produits réfrigérés (que l'on trouve dans les rayons frais, au réfrigérateur si vous préférez), s'altèrent plus rapidement que les surgelés, c'est d'ailleurs pourquoi ils renferment souvent des conservateurs, contrairement aux surgelés. En effet, même sorti du congélateur, l'aliment reste très longtemps à une température inférieure à 0°C, donc sans risque de développement bactérien. Tandis que le produit simplement réfrigéré, donc conservé entre 4 et 6°C, atteint rapidement le seuil fatidique des 8°C, propice à la reproduction des germes. Contrairement aux idées reçues, les surgelés sont donc plutôt moins fragiles que les produits réfrigérés.

> LE CHIFFRE CHOC
>
> À température ambiante, le nombre de bactéries double toutes les **15 minutes** environ.

Nos conseils en +

- Lorsque vous faites vos courses, commencez toujours pas le « sec » (pâtes, boîtes de conserve, sucre, riz…) puis les boissons. Ensuite, choisissez vos surgelés (y compris les glaces), que vous rangez immédiatement dans un sac isotherme. Enfin, terminez par les produits réfrigérés (viande, volaille, charcuterie, produits laitiers…), que vous placez eux aussi dans un sac isotherme – le même que celui des surgelés si vous n'en avez qu'un.

35 Avis de banquise dans le réfrigérateur

On a facilement tendance à prendre le réfrigérateur pour une boîte magique, dans laquelle on jette plus ou moins négligemment Tupperware, bocaux de cornichons ouverts, paquets de jambon entamés et morceaux de gâteau délicatement disposés sur une assiette en équilibre sur 3 oignons. Le « vert » des poireaux, débordant largement du bac à légumes, vient caresser discrètement le chou-fleur posé à même la plaque de verre au-dessus, et même titiller l'ouverture du pack de lait ouvert depuis… quand déjà ?

Alors reprenons. Un réfrigérateur ne fait aucun miracle, à part celui de fabriquer du froid. À condition d'être bien réglé (ce qui n'est pas le cas chez 1/4 d'entre nous, selon l'Institut de recherche de l'ingénierie de l'agriculture et de l'environnement Cemagref), il ralentit la prolifération bactérienne. Mais un peu seulement ! Bien moins qu'un congélateur ! Quant au quart des foyers équipés d'un réfrigérateur paresseux, qui stocke les aliments à 8°C (au lieu de 4 à 6 °C), ce n'est pas l'idéal : cette température favorise la prolifération des salmonelles, listérias et staphylocoques dorés. Car avec seulement 2 petits degrés supplémentaires, les bactéries se développent 4 voire 6 fois plus qu'à température réglementaire ! Sans conséquence pour l'ensemble de la population en bonne santé, mais dangereux pour les femmes enceintes, les bébés, les personnes âgées ou malades.

LES CHIFFRES CHOCS

40 % des intoxications alimentaires ont pour origine la maison, donc la cuisine. 1/3 d'entre elles sont causées par des œufs (ou aliments à partir d'œufs). Les volailles (surtout le poulet) et les aliments crus arrivent juste derrière.

Nos conseils en +

- Procurez-vous un thermomètre – n'importe lequel fera l'affaire, mais des thermomètres « à réfrigérateur » sont disponibles pour une somme modique dans les magasins d'électroménager. Et faites votre petit test. Tirez les conséquences qui s'imposent.

36 Frigo : à chaque étage son climat et ses aliments

Petit mémo pour jongler entre vos pots, barquettes et poireaux sans tomber malade…

- Partie la plus froide, en haut (ou en bas selon les modèles) : entre 0° et 4°C = viande, poisson, fruits et légumes crus, cuits ou précuits, plats préparés, charcuterie, fromages frais ou au lait cru, crustacés, fruits de mer cuits, aliments décongelés, pâtes fraîches, mayonnaise maison, produits ouverts (boîtes, barquette traiteur…).
- Partie médiane : 4 à 6°C = les « restes », plats et salades « maison », produits laitiers, fromages affinés, produits stabilisés (tranches de viande ou de jambon dans emballage fermé, quenelles…), desserts type riz au lait, semoule, mousses, tarte à la crème, dessert glacé à décongeler.

- Porte : 6 à 8°C = beurre, œufs, boissons (jus, lait…).
- Bac à légumes : 8°C = légumes, fruits, huîtres.

*Durée normale de conservation au réfrigérateur**

- Beurre : 4 semaines (pasteurisé).
- Charcuterie (jambon cru, saucisson, mousse, pâté…) : 1 à 4 jours (selon).
- Crème fraîche : 4 jours (pasteurisée).
- Conserve ouverte : 24 heures.
- Dessert à la crème ou au lait : 2 jours.
- Eau, jus de fruits frais pressés pasteurisés : 2 ou 3 jours.
- Fruits et légumes cuits : 2 jours (sauf artichaut, 1 jour).
- Fruit et légumes frais : 2 à 7 jours (selon).
- Œuf dur : 4 jours.
- Poisson cru ou cuit : 1 à 2 jours.
- Soupe : 2 jours maxi.
- Viande : 12 à 24 heures.

Nos conseils en +

➘ Incroyable mais vrai : certaines personnes ne nettoient jamais leur réfrigérateur. Jamais ! Alors qu'il faudrait passer un « petit coup » avec quelques gouttes d'eau de Javel au moins 2 fois par mois. Le recours à des sachets sous vide limite énormément le risque de développement microbien. La fréquence du nettoyage dépend largement de votre manière de le remplir.

➘ Emballez chaque aliment afin qu'il ne contamine pas l'intérieur du frigo, c'est vraiment le minimum.

---

* *Pour des produits ouverts, à condition de respecter les conditions habituelles de conservation : stockage au bon endroit du réfrigérateur, pas d'ouverture intempestive, zones de stockage régulièrement nettoyées, produits bien emballés, etc.*

- Séparez les aliments crus des cuits, la viande des légumes, etc. Chaque chose à sa place.
- S'il ne le fait pas tout seul, dégivrez votre frigo dès qu'une fine pellicule apparaît (idem pour le congélateur). N'attendez pas d'élever de véritables banquises, propices au développement bactérien, lesquelles empêchent la bonne circulation de froid entre les aliments et, en outre, font exploser votre facture d'électricité.

37 La règle du PEPS

Le PEPS est un système utilisé dans le domaine économique, qui signifie Premier Entré, Premier Sorti (en Anglais : FIFO = First In, First Out). Mais qui convient parfaitement à l'hygiène alimentaire. La logique est simple : le premier aliment entré dans le frigo (dans le congélo, ou même dans le placard), doit être le premier sorti. Aucun ne doit « traîner », surtout ceux réfrigérés. Car, rappelons-le, le réfrigérateur ne fait que ralentir la prolifération bactérienne : plus vite vous consommez vos denrées, moins elles sont susceptibles d'être contaminées.

Nos conseils en +

- Toujours selon la même logique, il s'agit de ne pas faire « traîner » des restes. On peut garder exceptionnellement quelques tranches de jambon d'un paquet entamé ou une terrine de courgettes à moitié dévorée, le tout soigneusement emballé, mais il faut les consommer lors du repas suivant. N'attaquez pas avant la barquette de lardons encore hermétiquement close !

38 4 bonnes raisons de manger des surgelés

C'est curieux comme l'être humain place mal sa confiance. Prenez les surgelés. Pour des raisons un peu obscures, ils souffrent encore d'une mauvaise « image ». Et pourtant, nous en consommons tous chaque année, à la maison ou au restaurant ! C'est vrai que les premiers produits surgelés n'étaient pas très sexy et d'une qualité discutable. Mais c'était il y a 20 ans ! La technique permet aujourd'hui un respect parfait de l'aliment en le figeant brusquement à - 30°C voire - 60°C. À un tel froid, les cristaux de glace dénaturant l'aliment (qui cassent les cellules lorsqu'on congèle soi-même une préparation à la maison) n'existent pas. Les filières se sont organisées : on pêche du poisson pour le congeler, on ne congèle plus le poisson frais invendu ! Malgré cela, n'importe quel maître d'hôtel s'offusque si vous soupçonnez votre plat du jour d'être surgelé, et il reste de mise de préparer du « frais » lorsqu'on organise un dîner. Pourtant :

1. C'est naturel. La surgélation, méthode ancestrale de conservation, bloque le développement du produit. L'aliment est congelé immédiatement sur son lieu de récolte (végétaux), de pêche (poissons) ou juste après sa cuisson (plats cuisinés) et il reste figé en son état initial. 100 % fraîcheur garantie !

2. C'est sûr. A - 18°C, aucune bactérie ne résiste, donc pas besoin de conservateurs. Le froid s'en charge ! En revanche, un plat ou un dessert cuisinés, peuvent renfermer d'autres additifs, comme des colorants ou des arômes. Pourquoi ne pas opter pour des surgelés bio ?

3. C'est joli. Les fruits et légumes sont congelés tels quels, les légumes verts sont généralement blanchis (c'est-à-dire cuits pendant quelques secondes) afin de stopper l'activité enzymatique. C'est pour cela que leur couleur, elle aussi « fixée », reste éclatante.

4. C'est bon. Les surgelés ont fait de fulgurants progrès : légumes, poissons, fruits : tout est restitué intact.

> LE CHIFFRE CHOC
>
> **96 %** des Français consomment des surgelés : 30 kilos par personne et par an.

Nos conseils en +

- Le froid n'assainit pas. Il empêche les germes de se développer, mais ce n'est pas un antiseptique ! Seule la chaleur détruit les bactéries. Si vous mettez au congélateur des aliments périmés ou contaminés, ils ressortiront dans le même état. Un aliment doit donc impérativement être sain avant sa congélation.
- La viande, les œufs et la crème sont les plus fragiles, les bactéries s'y plaisent bien. Ne jouez pas avec le feu : ne recongelez jamais un aliment décongelé… sauf si entre-temps vous l'avez cuit, car la cuisson a détruit les bactéries éventuelles.

Au magasin…

- Choisissez un paquet du dessous ou du fond. Près de la porte, les produits sont soumis à des chocs thermiques. Sans danger, mais ces derniers font cependant migrer des molécules d'air et d'eau dans les aliments. Une fois dans le congélateur à la maison, les molécules en question cristallisent, grossissent de plus en plus et dénaturent un peu l'aliment : il sera moins bon.

- Du givre sur le paquet de surgelé ? Ne l'achetez pas, le produit a subi une légère décongélation : de l'eau s'est libérée puis a givré. Même chose s'il est pris en bloc (dans un sachet portionnable, par exemple, on doit sentir sous les doigts des petits morceaux, pas un gros tas compact). Même si l'aliment ne présente probablement aucun risque, il sera certainement beaucoup moins bon car le givre déshydrate, donc modifie la texture. Mieux vaut acheter autre chose !

39 Viande crue = viande surgelée

Qui applique cette règle d'or ? Et même, qui la connaît ? La viande de bœuf (surtout hachée, mais pas seulement), peut véhiculer le célébrissime ver solitaire, autrement appelé « ténia » (du latin *taenia* = ruban). Installé bien au chaud dans nos intestins, il y coule des jours heureux et nous vole au passage une partie de notre nourriture pour ses propres besoins. C'est qu'une fois à l'âge adulte, il peut mesurer jusqu'à 10 mètres de long ! Oui, dans nos intestins ! Avec la grande mode des steaks tartare, les ténias s'en donnent à cœur joie, et la cuisson « aller-retour » ne change rien. Seules la surgélation ou une température suffisamment élevée et prolongée peuvent venir à bout des larves nichées dans la viande.

Ah bon ?

L'infestation par les vers touche **1/3** de la population sur la planète. C'est le trouble médical le plus répandu au monde !

Nos conseils en +

- Viande congelée = aucun risque !
- On n'attrape pratiquement plus jamais de ténia à cause du porc puisque l'on cuit toujours bien cette viande. Se lancer dans des carpaccios de porc est vraiment à vos risques et périls !
- Si vous avez des parasites, il faut vous soigner : ils ne partiront pas seuls. La difficulté est que pendant des années, ils peuvent passer inaperçus, ou donner des symptômes qui ne nous alertent pas (maux de tête, de ventre, amaigrissement malgré un solide coup de fourchette). Le ténia se signale toutefois par la présence d'anneaux blanchâtres, petits « morceaux » plats comme des nouilles, dans les sous-vêtements et les selles. S'il n'est pas dangereux en soi (il ne peut pas nous grignoter l'intestin, contrairement aux idées reçues !), il n'a quand même rien à faire là, d'autant qu'il peut en outre libérer des toxines très irritantes.
- Parmi les parasites communs, surtout chez les enfants, les médecins connaissent aussi très bien les oxyures (les enfants se « grattent » les fesses), transmis par les mains sales, ou les ascaris, attrapés via les fruits et légumes mal lavés. Là encore, des gestes simples d'hygiène suffisent à éviter ces troubles pourtant extraordinairement répandus.

40 Des sushis surgelés sinon rien

La bonne nouvelle, c'est que le poisson ne renferme pas de bactéries à risque pour nous. C'est déjà ça. La mauvaise, c'est qu'il peut véhiculer des parasites, au point que le sushi figure parmi les 10 aliments les plus dangereux listés par les Services sanitaires de Californie. Maquereau, morue, thon, merlan, lieu, saumon, truite d'élevage, cabillaud, flétan, anchois... peuvent en effet renfermer un ver, l'anisakis, qui provoque l'anisakiase ou « maladie du ver du hareng ». Une infection qui se développe aussi en Europe, selon le Pr Ambroise Martin, directeur de l'évaluation des risques nutritionnels et sanitaires à l'Afssa. Au programme : mal de ventre (estomac), nausées, voire vomissements ou diarrhées. La plupart du temps, ces troubles sont improprement étiquetés « gastro-entérite » et on n'y pense plus. Sauf si les choses dégénèrent en inflammation gastrique voire en appendicite quelques heures maximum après votre repas. Et en plus, on peut faire une réaction allergique sévère !

Nos conseils +

- Poisson congelé = aucun risque !
- Là encore, il faut et il suffit de congeler le poisson avant de le consommer : on est absolument sûr de manger un produit sans risque, car le ver succombe à - 20°C. Si vous préparez du poisson cru « maison », demandez à votre poissonnier si le thon ou le saumon qu'il vous vend a été congelé. Non ? Laissez tomber (ou faites-le cuire, tant pis pour le carpaccio).
- La réglementation impose la phase « surgélation » aux restaurateurs qui proposent des sushis. Les Japonais la

respectent normalement scrupuleusement (c'est dans leur culture : au Japon aussi, ils congèlent, et pour les mêmes raisons !), de même que pour les barquettes de sushis proposées dans les supermarchés. Aucun problème. En revanche, on murmure que dans certains restaurants français, on rechigne à préparer un tartare ou un carpaccio avec autre chose que du poisson frais. Renseignez-vous !

- Femmes enceintes, vous le savez, les aliments crus vous sont formellement déconseillés. Choisissez la sagesse, faites cuire les poissons (et les viandes) : à + de 70°C, les problèmes disparaissent. Vous ferez comme bon vous semble dans 9 mois, mais en attendant…
- À savoir : contrairement à ce que l'on pourrait imaginer, les poissons d'élevage sont globalement moins infestés que les sauvages.
- La bonne nouvelle, c'est que le sushi protège des caries ! C'est plus exactement le wasabi (« moutarde verte » ou « raifort japonais ») qui s'en charge. Attention, ça pique, et ça ne remplace pas le brossage des dents.

41 Les bonnes raisons d'essayer le « sous-vide »

Encore peu développée chez les particuliers, la technique de conservation (et de cuisson) sous vide possède pourtant de grands atouts. Le principe : on place un aliment cru ou cuit dans un sachet en plastique ou dans une boîte hermétique, on fait le vide d'air avec un genre de pompe, et voilà. Légumes, viandes, poissons, pain, pâtisseries… tout reste extraordinairement intact !

ALIMENTS	EXEMPLES DE TEMPS DE CONSERVATION AU RÉFRIGÉRATEUR* (EN SOUS-VIDE)
Saumon fumé Cuisses de volailles et plats à base de volaille (cassoulet, gésiers…)	30 jours
Foie gras, terrines	25 jours
Viande (rouge, blanche)	12 jours
Légumes cuits, poissons cuisinés	10 jours
Plats cuisinés en général (poulet en sauce, choucroute, couscous, paella…)	8 jours

* *Au congélateur, cela se compte en mois, comme un produit surgelé acheté en grande surface.*

7 bonnes raisons de se laisser tenter

1. La plupart des bactéries se développent en présence d'air (même dans le réfrigérateur). En l'aspirant, on ralentit très sérieusement la pullulation bactérienne. Les aliments restent impeccables bien plus longtemps.

2. Quand on ressort le sachet pour le faire cuire, on ne touche pas l'aliment, qui ne sera pas non plus en contact avec une quelconque surface souillée (planche à découper, table de travail…), ce qui réduit notablement le risque de contamination bactérienne.

3. Fini les fromages qui se dessèchent, les salades et les herbes qui flétrissent, le café qui perd son arôme !

4. Comme on peut conserver les aliments environ 5 fois plus longtemps que « normalement », on peut profiter des promotions sans craindre de devoir « jeter » parce qu'on a acheté trop.

5. Les aliments sont rangés bien plus proprement au frigo et au congélo, espaçant sensiblement la corvée de nettoyage.

6. Quand on fait cuire sous vide (en plongeant tout simplement le sachet en plastique dans de l'eau bouillante pour le « pocher »), zéro odeur, rien qui accroche, pas besoin d'ajouter un atome de gras, de sel ni quoi que ce soit, vaisselle réduite au strict minimum.

7. Au congélateur, la durée de conservation s'allonge aussi et le produit est meilleur car non « brûlé » par le gel.

Déjà vaguement étudiée par Galilée au XVIIe siècle (juste pour montrer que ça n'a rien de nouveau ni de sorcier), le « sous-vide » n'est utilisé en cuisine que depuis les années 70, principalement en milieu industriel ou gastronomique, pour d'évidentes raisons hygiéniques et gustatives.

Nos conseils en +

- On trouve désormais des machines à faire le vide abordables (50 €) pour « débuter », mais méfiez-vous : certaines font un vide moins « total » que d'autres, et on peut vite être limité dans l'utilisation de produits trop basiques. Un « bon » appareil reste donc assez cher, comptez 100 à 150 € (avec les sacs, etc.). L'investissement est rapidement amorti puisque vous ne jetterez plus rien.

- Vous pouvez déjà vous lancer en essayant un beurrier sous vide par exemple (comptez 13 €) : le beurre reste nickel, n'attrape aucune odeur, ne rancit pas, un vrai bonheur !
- Attention, les quelques bactéries anaérobies, qui se développent justement lorsqu'il n'y a PAS d'air, sont hélas les plus dangereuses. C'est le cas de *clostridium* (toxine botulique). Il faut donc être sûr de la marchandise que l'on met sous vide et bien maîtriser la technique. Ne vous lancez pas n'importe comment dans l'aventure.

42 Un kebab bien cuit

Début 2007, une enquête a semé la panique dans les rangs des amateurs de kebabs. Un rapport de la DGCCRF (Direction générale de la concurrence, de la consommation et de la répression des fraudes) montrait que 61,5 % des échoppes de kebabs et de sandwichs grecs présentaient des défauts graves d'hygiène (aliments stockés à même le sol, pas de réfrigération, etc.) contre « seulement » 50 % des boulangeries et 35 % des sandwicheries traditionnelles (hygiène des locaux, de la manipulation et du stockage défectueuse). Pour le Dr Borys, nutritionniste, en mangeant ce type de nourriture, « on risque 99 fois sur 100 une gastro-entérite, quelques maux de ventre voire une diarrhée de plusieurs jours ». Waouh ! C'est vrai que dans certains points de vente, les conditions d'hygiène laissent parfois perplexe. Un bémol cependant : dans les pays chauds, « inventeurs du kebab », on a toujours cuit la viande à point, car nul n'ignore que les risques sanitaires diminuent à mesure que la cuisson est prolongée. Si nous,

Occidentaux, commettons l'erreur de réclamer de la viande « rosée », c'est à nos risques et périls ! Perdez cette mauvaise habitude pour tout ce que vous consommez « hors foyer », surtout lorsque vous achetez votre pitance dans une petite échoppe (« street-food »). Car, moyennement rassurant, les employés semblent peu formés aux règles de qualité et d'hygiène. Un enquêteur de la DGCCRF précise : « Ce qui semblait acquis de la part de la majorité des professionnels de la restauration commerciale ces dernières années ne l'est plus pour bon nombre de ces nouveaux types de restauration. » Un « street-foodeur » averti en vaut deux.

> LE CHIFFRE CHOC
>
> Les Français dévorent chaque année **765 millions** de sandwichs, du « jambon beurre » au « kebbab » en passant par le « thon-crudités » ! À chaque fois, ouvrez l'œil avant la bouche.

Nos conseils en +

- Demandez systématiquement de la viande bien cuite.
- Dans les boulangeries et autres points de vente de « street food », faites preuve de bon sens : un comptoir réfrigéré, des mesures visibles pour proposer de la marchandise saine (serveuses avec des gants, par exemple), pas de problème. Des pauvres sandwichs mayonnaise/thon échoués là depuis l'Arche de Noé, proposés par une vendeuse qui navigue entre la nourriture et les pièces de monnaie, bof.
- Femmes enceintes, passez votre chemin. Vous reviendrez à ce mode d'alimentation aventureux après votre grossesse, si le cœur vous en dit. Idem pour les personnes fragiles : attendez d'aller mieux.

43 Un steak haché aussi

Proie facile pour les germes, la surface de la viande hachée en contact avec l'air est bien plus importante que celle d'un steak « entier ». Les bactéries se développent facilement dans la chair tendre et « trouée », alors que pour pénétrer un rumsteak, il faut déjà plus d'agressivité ! En outre, griller une pièce de viande normale élimine rapidement les bactéries, majoritairement restées en surface : un steak saignant est envisageable. Pour la viande hachée, mieux vaut la cuire à cœur, afin d'être sûr de bien la décontaminer en profondeur (surtout pour les femmes enceintes et les personnes fragiles ou immunodéprimées). Alors un steak haché saignant qui n'aurait pas été congelé auparavant, vous êtes sûr ? Tartare, encore moins !

> LE CHIFFRE CHOC
>
> Selon l'OMS, la nourriture peut être responsable de plus de **250 types** d'infections alimentaires. Salmonelles et listéria sont très « en vogue » en ce moment… Pourtant, il suffit de faire cuire les aliments à 65°C pour détruire ces deux bactéries.

Nos conseils en +

- Pas de panique : une viande fraîchement hachée par votre boucher ou proposée sous vide en supermarché ne présente a priori aucun danger, à condition de respecter la date limite de consommation (comme pour tout autre aliment d'ailleurs).

- Rappel femmes enceintes : ne pas manger cru pendant la grossesse, c'est prévenir des problèmes graves, comme les avortements spontanés. La listériose, par exemple, est provoquée par la listeria. Certes, elle ne touche « que » 220 personnes par an, en majorité des seniors. Mais par mesure de précaution, il est d'usage d'éviter systématiquement les aliments crus pendant la grossesse, y compris les coquillages, les graines germées, les fromages à pâte molle au lait cru et les poissons fumés. Méfiance, cette bactérie se développe même dans le réfrigérateur ! Une raison de plus pour consommer vos achats le plus rapidement possible après les courses.
- D'une manière générale, surgeler des aliments avant de les manger élimine une bonne partie des germes nuisibles. C'est une garantie efficace. Ne vous en privez pas, surtout si vous ou des personnes de votre foyer sont fragiles.

44 La volaille passe à la casserole

Le poulet est souvent infecté par des salmonelles. Détruites pendant la cuisson, elles ne posent que rarement des problèmes. En revanche, votre poulet, vous l'avez découpé, tranché, préparé sur une planche. Peut-être avez-vous simplement rincé vos mains sous l'eau après, et avez-vous ouvert le frigo pour y récupérer un demi-concombre ? Tout le matériel touché est potentiellement contaminé : planche à découper, couteau, évier dans lequel vous posez le tout, poignée du réfrigérateur, yaourts poussés pour récupérer le concombre, concombre lui-même, queue de la poêle, etc. Et si vous taillez en rondelles le concombre sur la même planche à découper, sachant que, lui, ne va pas cuire, vous risquez de consommer une salade de concombre... à la sauce salmonellose ! Toujours dans la rubrique « volatiles », presqu'un poulet sur deux issus d'élevage intensif serait contaminé par campylobacter, une bactérie très répandue, responsable de bien des diarrhées, fièvres, maux d'estomac et même... d'arthrite ! Le risque chute nettement pour les poulets bio ou élevés en plein air.

Volaille = grippe aviaire ?

Oui, la menace d'une éventuelle grippe aviaire existe. Mais ce n'est pas en mangeant qu'on l'attrapera ! L'Agence française de sécurité sanitaire des aliments (Afssa) rappelle que le risque de contamination de l'homme par ingestion de viandes infectées est extrêmement faible, voire absent. Non seulement il est peu probable de retrouver des animaux malades dans le circuit de distribution, mais de plus, la transmission du virus Influenza aviaire s'effectue par voie aérienne. Et si vous aviez encore un doute, sachez que ses propriétés infectieuses sont détruites en 5 minutes à une température supérieure à 60°C (1 minute à 100°C), donc une cuisson normale suffirait à les éliminer. Et même encore si vous avaliez vos aliments contaminés crus, l'extrême acidité des sécrétions gastriques (dans l'estomac) serait absolument impitoyable : le virus n'y résisterait pas.

Nos conseils en +

- Faites cuire votre volaille à point, le plus rapidement possible après l'achat.
- Évitez les volailles trop bon marché, notamment les produits élaborés (pilons, nuggets...) : ce sont les plus « à risque ».

➘ Nettoyez bien les surfaces et objets en contact avec le poulet cru avant de passer à « autre chose ».

45 Serré comme des sardines vaut mieux que thon, pas si bon

Si le poisson, c'est bon, les sardines… sont divines ! Oui, la bonne vieille boîte de sardines, injustement considérée comme la pitance de survie du dimanche soir, mérite bien plus d'égards de votre part. Comme chacun sait, la petite bête ne mange pas la grosse : on parle depuis quelque temps de la teneur inquiétante en produits toxiques de la chair des grands poissons prédateurs (thon, espadon…) qui, en bout de chaîne, cumulent les « poisons » des proies englouties. Rien de tout ça avec Mimi la sardine, dont la mini-taille ne laisse guère de place à d'éventuels résidus répréhensibles.

Il en va tout autrement du thon, peut-être pas si bon. En décembre 2003 la FDA (Food and Drug Administration), l'équivalent américain de notre Afssa (Agence française de sécurité sanitaire), l'a rajouté sur sa liste des poissons à éviter pour cause de haute teneur en mercure. Il a ainsi rejoint le requin, l'espadon et le thazard (famille des maquereaux), tous des prédateurs à laisser sur l'étal du poissonnier, surtout si vous êtes enceinte. Mais il n'y a aucune raison de s'en priver totalement. Les experts conseillent de s'en tenir à une consommation d'une fois par mois, et à préférer les petits poissons (sardines).

Nos conseils en +

Côté sardine

- La sardine est une des meilleures sources en oméga 3. Et de calcium (si consommée avec arêtes) puisque, pour comparaison, 100 g de sardines fournissent 330 mg de calcium hautement assimilable, alors qu'un verre de lait n'en apporte que 285 mg. Préférez les sardines avec arêtes plutôt que les filets. Et à l'huile d'olive extra, à l'exclusion de toute autre, merci !
- Dernier point et non des moindres, quelqu'un oserait-il nous dire que les sardines en boîte, c'est cher ?

Côté thon

- Le thon frais renfermerait 3 à 7 fois moins de mercure que celui en boîte.
- Vraiment, vous adorez les boîtes de thon ? Optez pour la version « à l'huile » plutôt qu'« au naturel ».
- Si vous mangez du thon cru, il doit être archifrais, sinon vous risquez une intoxication alimentaire.

46 Croquez la pomme mais… épluchez-la d'abord

Malheureusement, éplucher ses fruits et légumes nous prive des fibres et des vitamines, bien plus abondantes dans la peau que dans la chair. D'un autre côté, le cocktail de pesticides qui la recouvre est assez peu appétissant (surtout pour les fruits, souvent ultra traités). Et rien ne l'empêche d'accueillir également des microbes, ce qu'elle fait d'ailleurs généralement ! Croquer directement une pomme sur un marché n'est donc pas forcément la meilleure des idées, même si on a l'impression de dérober un petit morceau de paradis. Et la frotter d'une main négligente sur un jean crasseux, en guise de décontamination, est un concept intéressant mais sans garantie antiseptique.

Nos conseils en +

- Dans l'idéal, choisissez du bio et n'épluchez pas (mais lavez bien !). Sinon rincez abondamment.
- Les légumes sont globalement moins traités que les fruits, plus fragiles. Préférez les végétaux de saison, nécessitant encore moins de pesticides.
- Les produits importés peuvent avoir été traités avec des pesticides interdits en France.

47 Programme rinçage

Rincer la salade feuille par feuille permet de conserver le maximum de vitamines et minéraux, tout en éliminant les résidus de pesticides, et surtout la redoutable douve du foie, un parasite qui, dissimulée dans notre corps, attend 3 bonnes semaines pour se manifester (fièvre, douleurs du côté droit, altération de l'état général), puis 3 à 6 mois pour se transformer en jaunisse accompagnée de crises de coliques hépatiques. Difficile de faire le rapprochement avec une salade consommée des mois plus tôt, dont on n'aurait peut-être pas lavé scrupuleusement les feuilles…

Une envie de fraises ? N'y allez pas de main morte sur le rinçage : les chercheurs ont retrouvé jusqu'à 36 résidus différents de pesticides dans certains échantillons **après** lavage ! Par ailleurs, contrairement à ce que l'on pourrait imaginer, la saison de la fraise ne s'étend pas du 1er janvier au 31 décembre, mais de début mai (pour les Gariguettes) à, grand maxi, fin octobre (pour la Mara des bois), avec un « cœur de saison » pendant les mois chauds. C'est en plein été qu'elle donne le meilleur d'elle-même. Or, les techniques de production employées tout au long de l'année (le « hors-sol ») obligent à traiter les fruits plus qu'abusivement ; les fraises espagnoles sont l'archétype de ce qu'il faut éviter : noyées de fongicides et autres insecticides, elles sont en outre médiocres en bouche. Mieux vaut encore acheter des fraises Tagada (c'est une blague) !

Gare aux pesticides :
Liste des fruits et légumes renfermant le plus de résidus de pesticides : pêche, pomme, poivron, céleri, nectarine, fraise, cerise, poire, raisin, épinard, laitue, pomme de terre, carotte, haricot vert, concombre, framboise, prune, orange.

FDA – Food and Drug Administration.

Nos conseils en +

- On ne laisse pas tremper une salade dans l'eau pour 3 raisons. 1) Comme vous dans votre baignoire, une salade qui patauge avec sa « saleté » n'en est pas vraiment débarrassée. 2) Il n'y a pas mieux pour lessiver le maximum de minéraux et tout dégager dans le siphon de l'évier. 3) Des petites bestioles peuvent très bien se dissimuler dans des plis et replis, attendant patiemment la passoire pour recommencer à vivre leur vie de bestiole. Alors que, face au jet d'eau et à des doigts fermes, elles capitulent.
- Évitez la cueillette en pleine nature : c'est poétique mais guère raisonnable, surtout en ce qui concerne la mâche, le cresson et le pissenlit. Réservez les joies de cette activité à l'herbier de vacances, c'est plus sûr…

48 Pommes : sans taches ni reproches

« Une pomme par jour éloigne le médecin », vous croyez ça, vous ? Voire. La peau d'une pomme, comme n'importe quel autre fruit, accueille volontiers des bactéries et des pesticides. Par ailleurs l'OMS déconseille de consommer la morpholine, une substance de la cire avec laquelle on enduit les pommes pour les rendre plus belles et allonger leur durée de conservation. Dans le système digestif, la morpholine se transforme en nitrosamines, des éléments cancérigènes dont on se passerait bien.

Reste le problème des taches sur la peau. Les brunes, globalement inoffensives si superficielles, résultent de meurtrissures (chocs durant le transport) : il suffit de couper largement autour avant de manger sa pomme. En revanche, jetez tout fruit présentant des points blancs, type moisissure. À tous les coups, des spores de moisissures ont colonisé la chair, la rendant vraiment toxique.

> LE CHIFFRE CHOC
>
> La pomme subit jusqu'à **30 traitements** (pesticides). Il en reste forcément des traces, dont la majeure partie à sa périphérie. Si la peau n'est pas blessée, la chair risque peu d'être contaminée.

Nos conseils en +

- Vive les pommes bio ! Au moins, vous échappez aux résidus de pesticides ! Ce qui n'empêche pas la présence d'éventuelles bactéries, sur la peau, bien sûr.
- Contrairement à ce que l'on croit, les pesticides sont plutôt « lavables à l'eau » (on dit qu'ils sont solubles dans l'eau), c'est d'ailleurs bien pourquoi on les trouve dans les eaux de ruissellement et dans nos rivières. Mais tous ne le sont pas, d'où l'utilité éventuelle des savons pour laver les fruits et légumes.
- Rincez les pommes et essuyez-les, mais ne les laissez pas tremper : les minéraux du fruit migrent dans l'eau. Dommage !

49 Non au vert de pomme de terre !

Que ferions-nous sans pommes de terre, je vous le demande ? La vie ne serait pas vraiment pareille, c'est sûr. Cependant, prudence : sous l'action de la lumière, elles produisent des alcaloïdes toxiques (solanine et chaconine) repérables car elles sont responsables des taches vertes. Heureusement, leur goût amer nous incite généralement à rejeter l'aliment. Cela dit, même à très petite dose, donc indécelable – surtout si la patate est cuisinée – ces alcaloïdes peuvent causer crampes d'estomac, maux de tête ou diarrhées. Et si on exagère vraiment, ils finissent par affecter le système nerveux.

Nos conseils en +

- Éliminez les pommes de terre « vertes », ou au moins découpez très largement autour de la tache si elle est circonscrite.
- Gardez vos pommes de terre à l'obscurité et au sec. Un environnement humide favorise la germination. Or, la chair des patates germées renferme 100 fois plus de solanine que les autres (et encore, on ne parle pas des germes eux-mêmes !). Mieux vaut carrément les jeter : retirer les germes ne les rend pas moins toxiques.

50 11 astuces pour faire rimer barbecue et santé

Comme les grillades permettent de cuire sans matières grasses, qu'elles dégagent un agréable fumet et sont conviviales, elles ont longtemps fait partie des modes de cuisson favoris. Hélas, hautes températures (300 à 600°C) et protéines de poisson, viande ou saucisse ne font pas bon ménage avec la santé : le « grillé » est un amas d'AGE (Advanced glycation end product) toxiques et cancérigènes. Il est moins toxique sur les aliments plutôt riches en glucides (par exemple la pâte à pizza oubliée au four), mais reste déconseillé.

Barbecue mode d'emploi

Ne vous privez pas de barbecue si vous adorez ça ! Selon les experts de l'Afssa (Agence française de sécurité sanitaire des aliments), ce mode de cuisson ne pose aucun problème s'il reste exceptionnel. Alors évitez d'en organiser tous les jours, et respectez les 10 recommandations très récentes suivantes.

1. Marinez les aliments dans un mélange huile d'olive + jus de citron à 50/50 avant de les cuire. + de 40 minutes de marinade = 92 à 99 % des AGE en moins.
2. Enlevez le gras apparent afin de diminuer la quantité de fumée produite (et les calories…).
3. Commencez la cuisson de la viande au micro-ondes, jetez le jus et poursuivez au barbecue. Vous éliminerez 95 % des AGE.
4. Une fois sur le gril, cuisez les viandes à point, toujours en une seule fois.
5. Les aliments doivent être à + de 10 cm des braises.

6. Retournez-les toutes les minutes.
7. Séparez les plats de service (aliments crus) des assiettes (aliments cuits).
8. Le barbecue vertical est conseillé afin d'éviter que les graisses tombent sur les braises (toxique).
9. Ne faites pas de charbon de bois avec n'importe quoi : vous éviterez les polluants, pesticides et fongicides des cagettes et autres « petits bois ».
10. Nettoyez soigneusement la grille après chaque utilisation (les résidus collés sont des concentrés d'AGE).
11. La veille, mangez des choux (n'importe lesquels : chou fleur, de Bruxelles...) : ils apportent des enzymes qui aident à éliminer les AGE.

Viande	Température idéale pour éviter les AGE
Poulet	74 à 82°C
Boeuf haché, porc et agneau	71 à 77°C
Steak	63 à 71°C

Le chiffre choc

En retournant votre viande hachée chaque minute, vous échappez à **100 %** des AGE car ainsi, elle ne « surchauffe » pas.

Nos conseils en +

- Pour le quotidien, préférez les cuissons douces à l'eau (pochage, cuisson à l'étouffée, à la vapeur, sous vide, en papillote...).

51 Varier son alimentation pour diluer les risques

Les résidus de pesticides diffèrent selon les fruits et légumes. Quant aux bactéries, certaines aiment se développer surtout dans le poulet, d'autres dans les œufs. Il y a du mercure dans le thon, mais ce poisson apporte aussi des nutriments bénéfiques pour la santé, comme les oméga 3. Alors que faire ? Diversifier ses menus. Aujourd'hui, la solution la plus simple contre la pollution, c'est la dilution. Aucun aliment n'est parfait, aucun n'est à jeter. Plutôt que de craindre en permanence, de peser longuement le pour et le contre avant d'ouvrir la bouche, il suffit de « diluer les risques » en multipliant les aliments différents.

Ne faites pas la guerre à un aliment : le problème, c'est l'environnement. Plus on varie son alimentation, moins on risque de concentrer un type spécifique de polluants.

Nos conseils en +

- Plutôt que d'acheter un gros sachet d'épinards, prenez-en un petit et ajoutez un sachet de petits pois.
- Plutôt que d'empiler les paquets de blancs de poulet dans votre frigo, n'en achetez qu'un et prenez aussi des boîtes de poisson, des steaks, des œufs.
- Préférez une salade de fruits plutôt qu'un fruit tout seul, etc. C'est toujours, toujours le même principe.

52 Fontaine, je boirai de ton eau !

L'hygiène sans eau ? Impossible ! Nécessaire pour faire le ménage dehors, elle l'est tout autant pour drainer… dedans. Nous pouvons tenir près de 2 mois sans manger, à condition de boire suffisamment. Mais privés d'eau, nous ne survivons que quelques jours. L'hydratation est à l'eau ce que la nutrition est à l'aliment. Vitale. Pourtant nous parlons beaucoup de notre assiette et peu de ce qu'il y a dans notre verre. Grossière erreur puisque notre corps est « rempli » d'eau et « fuit » en permanence, c'est dire combien nous avons besoin de remplacer ce précieux liquide. L'eau représente la majorité de notre poids corporel, soit en moyenne 65 % d'un adulte.

Bonne à tout faire

Dans notre corps, l'eau sert à beaucoup de choses. Elle ne fait pas que nous traverser ! Indispensable à toutes les opérations biologiques et chimiques qui se déroulent chaque seconde, elle rend possible les échanges cellulaires, « huile » les articulations, hydrate la peau, amortit les chocs, transporte les nutriments et élimine les déchets, soutient les structures (os, peau…)… C'est aussi un climatiseur intégré. La sueur est une invention géniale : grâce à son évaporation, la chaleur interne s'abaisse ; pour parvenir à ce résultat, il faut de l'énergie, laquelle vient du corps, qui en a trop puisqu'il a chaud. Imparable ! Bien sûr, il faut remplacer toute cette eau qui part en fumée, sous peine de se déshydrater. Et cela peut aller très, très vite, d'autant que la soif arrive un peu tard, trahissant déjà une légère déshydratation.

Le chiffre choc

8 verres d'eau par jour, c'est le bon repère. Et 1 à 2 verres d'autre chose, alcoolisé ou non, c'est le maximum !

Nos conseils en +

- Vos urines sont foncées ? Vous ne buvez pas assez. Elles sont claires ? Tout va bien.
- À table, c'est de l'eau, point. Surtout pour les enfants. Un peu de vin pour les grands s'ils le souhaitent, mais par pitié, réservez les boissons sucrées à certains moments exceptionnels (anniversaires, fêtes). Pas de soda, même light, en permanence dans le frigo. Les jus de fruits aussi sont à consommer avec modération et pas à la place de l'eau !
- En été, placez des petites bouteilles un peu partout, pour penser à boire avant d'avoir soif.
- On peut très bien boire avant ou pendant le repas, cela ne gêne en rien les « sucs digestifs », contrairement à une idée reçue tenace.

53 Je transpire donc je bois

Le sportif est une machine à fabriquer des déchets. Qu'il faut bien évacuer, sinon bonjour douleurs et contre-performances ! Athlète aux Jeux olympiques ou sportif du dimanche, même combat : qui dit effort physique dit déshydratation. Même si l'exercice est court. La déshydratation est la conséquence la plus courante et la plus invalidante de la pratique sportive. En d'autres termes, les sportifs n'ont toujours pas compris que l'eau était un partenaire incontournable du sport !

L'eau, éboueur antidouleur

L'eau est indispensable pour éliminer les déchets induits par l'activité physique : mal évacués, ils stagnent et sont responsables de la majorité des tendinites, des crampes, et autres douleurs tendino-musculaires. Le sport s'accompagne toujours d'une adaptation à l'effort d'autant plus importante que l'exercice se prolonge. L'organisme augmente le débit sanguin vers les muscles pour répondre à leur demande accrue d'oxygène et de « nourriture ». Dans le même temps, il doit assurer l'élimination des déchets produits (CO_2, acide lactique). À lui, enfin, d'assurer un débit sanguin suffisant en direction de la peau, afin d'extérioriser la chaleur des muscles.

Perte de poids en eau	Effets de la déshydratation
Moins de 1 %	Aucun effet. Performances maximales.
1 à 2 %	Soif. Risque de diminution de la performance.
2 à 3 %	Soif forte. La performance peut diminuer de 3 à 10 %.
3 à 4 %	Bouche sèche, urines foncées. La performance peut diminuer de 5 à 20 %.
4 à 6 %	Difficultés de concentration. Risque de maux de tête. La performance peut diminuer de 20 à 30 %.
6 à 8 %	Picotement et engourdissement des extrémités. La performance peut diminuer de plus de 30 %.

Source : Mesures réalisées dans le cadre du programme Vittel-HydraOpt.

Les chiffres chocs

Notre corps est composé d'environ **60 %** d'eau. Celui du sportif régulier en contient jusqu'à 73,2 %, car les muscles sont plus riches en eau que les tissus graisseux.
S'il ne transpirait pas pendant l'effort, la température de son corps s'élèverait d'1°C toutes les 3 minutes et atteindrait 40 degrés en 10 minutes de sport ! C'est pourquoi pendant l'effort musculaire, + de 75 % de l'énergie déployée ne sert qu'à la sudation.

Nos conseils en +

- Le risque de déshydratation augmente si la séance est longue, intense, pratiquée en milieu chaud, humide et confiné (salle de sport), si l'on porte des vêtements inadaptés, ou si l'air est particulièrement sec (montagne).
- Ne partez pas nez au vent, baskets aux pieds, en accusant déjà un déficit en eau. Hydratez-vous suffisamment durant l'heure qui précède l'activité sportive.
- Pendant le sport, une gorgée d'eau tous les quarts d'heure est un idéal rarement atteint… On peut perdre 1 litre de sueur/heure !
- Après l'exercice, boire est encore et toujours conseillé afin de restaurer le capital hydrique.
- Dès le début de l'effort, le corps sécrète l'hormone antidiurétique (ADH), ce qui bloque pratiquement totalement la production d'urine.
- Une bonne partie des courbatures et des tendinites sportives sont directement liées à un manque d'hydratation pendant et après le sport. Rien ne sert de souffrir, il suffit de boire !
- La température idéale de l'eau : 10 à 15° C. Pour la réchauffer, le corps doit lui céder des calories, ce qui per-

met d'éliminer une partie de la chaleur au niveau du tube digestif. Évitez l'eau glacée, sinon gare aux ennuis intestinaux !

- Apprenez à décrypter les signes de la déshydratation :
  - la fréquence cardiaque augmente vraiment trop (avec un cardio-fréquencemètre, c'est facile à constater) ;
  - les mouvements sont moins efficaces et moins précis, surtout en cas d'effort prolongé ;
  - les gestes perdent en précision ;
  - des douleurs tendineuses ou musculaires apparaissent.
- Vous pouvez vous peser avant et après l'effort : la perte de poids correspond presque exactement à la perte en eau.

54 Faites couler l'eau du robinet

Si vous disposez d'une résidence secondaire et que vous n'y allez pas régulièrement, cette précaution est encore plus indispensable. Mais même à la maison, n'utilisez pas la « première eau » sortie du robinet le matin pour préparer votre petit déjeuner : elle a stagné dans les tuyaux, se chargeant de métaux lourds indésirables. Concernant le plomb, l'eau risque d'autant plus d'en être chargée que son pH est faible (eau dite « douce »), que le temps de stagnation est prolongé et que les tuyaux sont longs. Les eaux calcaires, au pH plus élevé, sont moins corrosives, ce qui freine la solubilisation.

Les chiffres chocs

32 millions de Français sont susceptibles de boire une eau « plombée ». Le plomb, toxique, s'accumule dans les globules rouges et peut provoquer des troubles neurologiques. Un adulte élimine 90 % du plomb ingéré, un enfant seulement 50 %.

Nos conseils en +

- Vidangez, nettoyez, détartrez, désinfectez les ballons d'eau chaude une fois par an.
- Maintenez-les à une température supérieure à 50°C (la bactérie responsable de la légionellose, par exemple, prolifère surtout entre 23 et 47°C).
- Remplacez les joints, filtres, pommeaux de douches et tout autre accessoire défectueux sans tarder.
- Détartrez tous les 6 mois les éléments de robinetterie dans une solution acide (vinaigre par exemple). Après rinçage, plongez-les dans l'eau de Javel.
- Profitez des travaux de plomberie pour demander la suppression des bras morts et tuyaux borgnes.
- N'utilisez jamais d'eau chaude (robinet « rouge ») pour faire la cuisine ou préparer vos boissons ! Il faut impérativement faire chauffer de l'eau froide.
- Si vous remplissez des gourdes ou des petites bouteilles d'eau à emporter en balade, c'est chacun la sienne. Les microbes circulent vite d'une bouche à l'autre, quand on partage le même goulot… Cette remarque est d'ailleurs tout aussi valable pour les bouteilles d'eau minérale.

55 Filtre à eau : de l'eau « propre » 4 à 10 fois moins chère que les bouteilles

Depuis quelques années, c'est la guerre entre les réseaux de distribution d'eau (qui se targuent de livrer une eau de bonne qualité sans polluer via des bouteilles, ce qui est vrai) et les eaux embouteillées (qui accusent l'eau du robinet de ne pas être si parfaite que ça, ce qui est vrai aussi). Pour une consommation « normale », l'eau du robinet convient très bien. Elle est hyper-contrôlée mais sur certains critères, ça flotte un peu dans les rubans. Par exemple, on nous explique en long en large et en travers que le chlore c'est génial, ça tue toutes les bactéries. Mais on parle moins des THM (trihalométhanes), des sous-produits du chlore qui ne veulent pas beaucoup de bien à notre vessie, à notre côlon, à notre rectum, peut-être à notre cerveau, et pourraient perturber la grossesse ainsi que la croissance normale du fœtus. Ni de certains métaux lourds, comme le plomb ou l'aluminium, lesquels nous veulent également du mal. Ni des nitrates, en quantité vraiment excessive dans certaines régions (à éviter chez les bébés et les femmes enceintes). Ni des problèmes organoleptiques liés à d'éventuels problèmes de tuyauterie (couleur trouble, odeur désagréable, etc.).

Bref, à la loterie de l'eau courante, tout le monde n'est pas gagnant. D'ailleurs, les Français n'accordent à l'eau courante qu'une note de 5,9/10 « pour la boisson ». Tout juste la moyenne !

Les chiffres chocs

3 Français sur 4 apprécient l'eau du robinet. Pour la première fois depuis 1999, sa consommation dépasserait même celle en bouteille. Mais ils sont de plus en plus nombreux à la filtrer, essentiellement pour en améliorer le goût.

Si la corvée des packs de bouteilles ne vous séduit pas, pour des raisons écologiques ou financières, filtrer l'eau du robinet peut être une solution intéressante. Le marché des carafes filtrantes et des filtres « on tap » (à installer directement sur le robinet) grimpe de 20 % par an, il y a forcément une raison ! Les fabricants de filtres en tout genre ont bien compris le message, et s'appliquent à rendre l'eau du robinet meilleure pour 4 à 10 fois moins cher que de l'eau en bouteille.

Nos conseils en +

- Il existe différents types de filtres, du plus simple au plus élaboré. Le charbon seul est inefficace contre les nitrates, le calcaire et la radioactivité. Les filtres sophistiqués, type Maxtra®, réduisent les taux de la plupart des substances indésirables, chlore, plomb, aluminium, pesticides, calcaire..., et sont simplissimes d'utilisation.
- Changez vos filtres régulièrement : 1 cartouche filtre 150 litres d'eau, soit l'équivalent de 100 bouteilles. Après, elle ne filtre plus rien du tout et relargue au contraire ses toxiques dans l'eau. Prenez vos précautions!
- Pour un ordre d'idée, le prix d'un litre d'eau filtrée est d'environ 0,02 € (filtre sur robinet) et de 0,04 € (carafe filtrante).

- Faites la cuisine (pâtes, riz, légumes) à l'eau filtrée, car la chaleur favorise la création de composés toxiques dans l'eau du robinet. Par exemple, la transformation des nitrates (inoffensifs) en nitrites (cancérigènes).

56 Un Perrier sans rondelle

Et pour vous ce sera ? Un grand verre d'eau pétillante et rafraîchissante ou une infusion aux pesticides ? Si vous optez pour l'infusion, la rondelle de citron s'impose. Sinon, préférez votre boisson « nature ». Vous avez une idée du nombre de traitements chimiques que subit un citron (non bio) ? Vous savez si la personne qui a préparé votre verre a rincé correctement le fruit ? C'est exactement la même chose pour le thé, où n'importe quelle autre boisson dans laquelle votre rondelle de citron se fera un plaisir de se délester de son chargement de pesticides. Ce réflexe est valable pour tous les agrumes (orange, mandarine), largement aspergés de pesticides, surtout s'ils sont cultivés dans la région de Valence, verger de l'Europe, bien connue pour ses pratiques hyperintensives...

Nos conseils en +

- Envie d'aromatiser votre eau ? Rabattez-vous sur un filet de citron (jus), quelques feuilles (rincées) de menthe ou de basilic.
- Exactement pour les mêmes raisons, dans la pâtisserie n'utilisez pas de zeste de citron autre que bio, ou au moins « non traité après récolte » – ce qui n'empêche pas le fruit de contenir les pesticides d'avant la récolte, si vous suivez bien.

57 Bureau : la tasse à café magique pas magique

C'est curieux comme la vie au bureau s'organise différemment qu'à la maison. Prenons l'exemple d'une simple tasse à café. Chez vous, après usage, vous la lavez normalement, avec du liquide vaisselle et de l'eau chaude ou vous la confiez au lave-vaisselle. Au bureau, généralement, on la rince rapidement sous l'eau froide, point ! Par quelle magie échapperait-elle donc aux microbes ? Nul ne sait. Sans doute parce que l'on part du principe que « quelqu'un » (« l'homme de ménage ») le fait très bien à notre place. C'est sûr, et probablement est-il fort consciencieux. Mais si vous saviez combien de surfaces (et surtout lesquelles) il nettoie avec une seule et même éponge, des doigts assez douteux, un torchon pas forcément immaculé, vous réviseriez vos positions. En plus, le ménage n'est jamais aussi soigné que lorsqu'on le fait pour soi même. Forcément.

LE CHIFFRE CHOC

1 tasse à café sur 2 contient des bactéries fécales, selon une étude menée en Arizona. Et même une fois nettoyée, 1 tasse sur 5 en renferme encore…

Nos conseils en +

- Allez, un petit effort. Quelques gouttes de liquide vaisselle. C'est pour vous qu'on dit ça !
- Pourquoi ne pas rapporter une tasse propre de chez vous ? C'est vrai, cela nécessite une petite organisation, mais à vous de voir.

- Impossible de satisfaire à cette vaisselle minimum ? Ni de trimballer votre matériel ? Un gobelet, c'est bien aussi, mais à force, ça pollue...

58 La turista ne passera pas par moi

La célébrissime diarrhée du voyageur, aussi nommée « turista » au Mexique, « djerbienne » en Tunisie, « delhi-belly » en Inde, « vitesse » au Mali ou encore « vengeance », « hot dog », « gigue »… ne touche que les personnes qui ne sont pas « du coin » : la flore intestinale, confrontée pour la première fois à de nouvelles bactéries, réagit violemment en cherchant à expulser l'ennemi. Cette notion de fief est importante, car si nous ne considérons pas la France comme un pays « à risque », les Américains, eux, peuvent fort bien attraper une « turista » qu'ils pourraient appeler « le sale tour d'Eiffel » par exemple ! Les responsables de tout ce chambardement sont des germes (salmonelles, colibacilles…), des virus (gastro-entérite) ou des parasites (amibes).

Nos conseils en +

- En voyage, buvez exclusivement des liquides encapsulés (jamais d'eau du robinet), ou de l'eau traitée par vos soins (filtres, comprimés de chlore…). Utilisez cette dernière, ou de l'eau en bouteille, pour vous laver les dents.
- Prenez des probiotiques adaptés (spécial voyage : les souches sont conçues exprès, des probiotiques « classiques » ne conviendraient pas) pour renforcer votre flore

intestinale. On commence avant le départ et on poursuit le traitement préventif jusqu'à son retour. C'est hyperefficace !

- Évitez les crudités, vous ne savez pas comment elles ont été traitées ni lavées.
- Pelez les fruits.
- Fuyez les boissons et aliments glacés.
- Refusez les plats mal cuits et/ou réchauffés plusieurs fois.
- Ne fondez pas vos espoirs sur l'alcool : il ne tue pas les bactéries qui nous concernent.
- Dans la mesure du possible, essayez de manger dans de la vaisselle nettoyée à l'eau purifiée.
- En vacances, limitez au maximum la fatigue, les brusques changements de température. Tous ces stress fragilisent. Laissez 2 à 3 jours à votre organisme pour s'adapter tranquillement.

Troisième partie

Ma maison, mon jardin et mon chien…

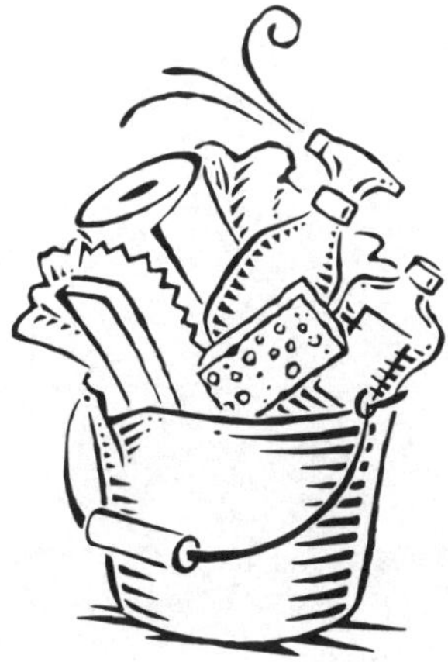

La fenêtre, élue meilleure arme antipollution

Nous passons en moyenne 75 % de notre temps à l'intérieur (dans les maisons, les bureaux, etc.). Encore un petit effort et nous rattraperons les Américains qui, eux, s'enferment à 90 % ! Hélas, nous sommes plutôt moins portés sur le ménage qu'avant, et en plus nous utilisons des produits plus agressifs pour le système respiratoire. Et enfin, nous avons tendance à davantage nous confiner (« non, on n'ouvre pas la fenêtre : il y a la clim »). Résultat prévisible : nous passons de plus en plus de temps dans un environnement de plus en plus pollué. Sans compter le nombre toujours croissant de personnes âgées, notamment celles qui sont hospitalisées à domicile, plus fragiles, donc plus exposées. Il va falloir revoir notre copie « hygiène domestique » dans les années à venir !

Plus pollué dedans que dehors

L'air de nos maisons, bureaux et autres lieux fermés de vie est globalement plus pollué que l'air extérieur. Cela paraît difficile à croire, et pourtant… Dans un espace confiné, les polluants (voir COV p. 173), bien plus nombreux qu'on l'imagine, se lient en une macabre farandole. Sachant qu'un citadin moyen passe près de 23 heures sur 24 enfermé, il est grand temps de ne plus croire qu'il s'agit de bulles protégées.

> Le chiffre choc
>
> **10 minutes** par jour (5 le matin + 5 le soir) : c'est la durée d'ouverture en grand d'une fenêtre pour renouveler suffisamment l'air d'une pièce. Mais plus, c'est nettement mieux !

Notre conseil en +

- Le premier geste d'hygiène à la maison (et au bureau) n'est ni compliqué, ni fatigant : il s'agit juste d'ouvrir la fenêtre. Déjà, matin et soir, opération « air pur » en ouvrant à fond les fenêtres. Ensuite, dans l'idéal, on laisse grand ouvert dans la journée quand le climat et l'environnement le permettent (et quand on n'est pas allergique aux pollens !), ou au moins un filet d'air permanent.
- Dans la maison, pièce par pièce, efforcez-vous de respirer un air sain, ni trop sec, ni trop humide, compris entre 15 et 18°C. Par ailleurs, seul l'air chasse la pollution. À chaque pièce la sienne !
  - **Cuisine** : attention au monoxyde de carbone, émis par des appareils vétustes ou mal entretenus lorsque la combustion n'est pas complète (chauffages, chaudières, etc.).
  - **Séjour** : c'est trop souvent le fumoir. La fumée de tabac imprègne rideaux, tentures, canapés, coussins et moquette, exposant les non-fumeurs au tabagisme passif indirect. Attention aux bébés qui, à quatre pattes, inhalent ces résidus toxiques, même si les parents ont fumé la veille au soir !
  - **Chambre** : 2 000 à 10 000 acariens grouillent par gramme de poussière, soit 400 sous chacun de nos pas, surtout dans cette pièce. Ils squattent également les peluches, tentures murales, vêtements laissés en tas par terre. Moins vous ouvrez la fenêtre, plus ils sont contents.
  - **Sous-sol** : ils peuvent être contaminés par le radon, un gaz naturel et radioactif.

En été, air du matin, entrain

Toux, gêne respiratoire, irritation de la gorge, des yeux ? Vous êtes sans doute victime de la pollution à l'ozone. Quand la météo fait sa mauvaise tête et que la pollution s'en mêle, le fond de l'air n'est pas très frais. Plus ce dernier est en mouvement, plus il « brasse », plus la pollution se « dissout » dans l'atmosphère, mieux c'est. C'est pourquoi en été, lorsqu'il fait très chaud et qu'il n'y a pas un « poil d'air », les alertes à la pollution sont si nombreuses : non que les usines et les voitures rejettent plus de produits toxiques, mais ceux-ci stagnent et se transforment en ozone sous l'effet des rayons solaires. Malheureusement, ce n'est pas de l'ozone bénéfique (celui de la couche d'ozone, très très haut dans le ciel, qui nous protège des ultraviolets), mais de l'ozone à ras du sol, qui « plombe » notre respiration, irrite et fait pleurer. Et ce n'est pas lui qui va reboucher les trous de la couche d'ozone, hélas… Comme la pollution est due à l'activité humaine, plus la journée avance et plus l'air est pollué. Il est donc recommandé d'aérer en deuxième partie de la nuit et de bon matin.

Des pesticides dans l'air…

Comme si ça ne suffisait pas, Airparif a annoncé fin juin 2007 qu'il flottait un sale air de pesticides sur la capitale… comme partout ailleurs en France, à n'en pas douter ! En tout cas, dans la plus belle ville du monde, on respire une bonne trentaine de pesticides au mieux toxiques, au pire cancérigènes. Et les mégacultures de la Beauce, au printemps, n'arrangent rien. Herbicides, fongicides, insecticides… non seulement ces molécules contaminent la terre (donc nos aliments), l'eau (donc notre boisson) mais aussi l'air que nous respirons.

> Le chiffre choc
>
> En dessous de **10 km/h**, le vent n'assure plus un « nettoyage » suffisant de l'air. Côté température, le risque de pollution à l'ozone (voitures) commence à partir de 25°C et s'aggrave au-delà de 30°C.

Nos conseils en +

- Quand c'est le moment, ouvrez les fenêtres en grand, faites des courants d'air, profitez de la fraîcheur. Que du bonheur ! Fermez ensuite fenêtres et volets, pour vous protéger à la fois de la chaleur et de la pollution.
- La plupart des appareils électriques anciens et mal entretenus dégagent de l'ozone (four, télé, ordinateur, téléphone filaire, fax, photocopieur, imprimante, frigo…), c'est pourquoi il est vivement recommandé d'aérer toutes les pièces à vivre (systèmes de ventilation), y compris au bureau.
- Évitez tout effort physique superflu les jours de pic de pollution, y compris dans des locaux à l'intérieur : bien que présentant 70 à 80 % de pollution en moins, le principe de précaution veut que... Dès que la respiration nasale ne suffit plus et que vous devez ouvrir la bouche pour respirer, c'est le signe que votre activité physique est trop importante pour un jour de pollution. Ralentissez.
- La pollution exacerbe la sensibilité au rhume des foins, et s'avère être l'une des raisons pour lesquelles il y a tant d'allergiques au pollen aujourd'hui (les pollens ne sont en effet pas plus virulents qu'avant). Choisissez bien vos

horaires d'aération, afin de ne pas piéger pollution + pollens chez vous. La plupart des plantes larguent leur pollen le matin, entre 9 et 11h : évitez à tout prix d'ouvrir les fenêtres pendant ce laps de temps et durant les quelques heures qui suivent !

➘ 3 200 tonnes de pesticides sont répandues chaque année rien qu'en Île-de-France, surtout par les agriculteurs mais aussi, en quantité cependant nettement moindre, par les jardiniers « du dimanche ». L'entretien des golfs, des voies ferrées et des cimetières est lui aussi pointé du doigt, mais relève moins de notre ressort, à part de boycotter ledit sport… Qu'attendons-nous pour suivre l'exemple des pays qui, eux, ont réussi à abaisser leur taux de pesticides de plus de 50 % en quelques années, comme au Danemark ? Est-il vraiment indispensable de noyer quelques fleurs sous des produits chimiques, quitte à aggraver une qualité de l'air déjà hautement critique ? Alors qu'en plus, on peut « traiter » autrement ? Les jardiniers de la ville de Paris le prouvent bien : depuis 2006, on y désherbe à la main et les produits chimiques sont interdits !

61 En hiver, air du soir, espoir

Des millions de particules dansent dans l'air : ce sont des poussières. De minuscules petits morceaux de notre planète, de nos trottoirs, de nos montagnes ! Mais elles sortent aussi tout droit du pot d'échappement des voitures… Plus les poussières sont petites, plus elles peuvent pénétrer loin dans nos bronches pour les irriter et y causer des dégâts plus ou moins graves. Et plus on s'active, plus on respire « profond », plus nos bronches sont souillées. Revoilà donc notre association de malfaiteurs « polluants/météo ». Mais en hiver, l'ozone n'est pas vraiment en cause. Ce sont plutôt les dioxydes d'azote et de soufre qui posent problème, surtout en cas de brouillard ou de brumes, les fameux « smogs » (contraction de « smoke » et de « fog »), ou « brouillards acides », potentiellement ultra-toxiques.

Les voitures sont les premières sources d'oxyde d'azote (selon EPA – Environmental Protection Agency, USA). L'industrie et l'agriculture se chargent du reste. Le fort trafic du matin (de 6 à 9 h) « prépare le terrain » et, l'après-midi, toute cette soupe se conjugue avec d'autres polluants, dont les tristement célèbres COV, pour donner des polluants secondaires.

Le chiffre choc

Notre organisme a besoin d'un air parfaitement stable. Même si la pollution ne représente qu'**1 %** de l'air que nous respirons, c'est déjà beaucoup ! Autant le corps peut s'habituer à des écarts de température, autant il est incapable de supporter des modifications de la composition de l'air sans nous en faire subir très rapidement les effets.

Nos conseils en +

- La météo et la pollution extérieure influencent aussi la pollution… dans votre maison ! En hiver, aérez quand vous voulez (surtout ne vous confinez pas), mais à choisir, optez pour l'après-midi et/ou le soir avant de dormir. L'air est surtout pollué en fin de nuit, le matin et en matinée.
- Évitez tout effort physique superflu les jours de pic de pollution, y compris le jardinage.

- N'aggravez pas la pollution : à votre échelle, le simple fait de prendre les transports en commun si c'est possible, est un bon réflexe. Sinon, le covoiturage est une idée qui fait son chemin, enfin... En plus c'est dans les embouteillages que l'on subit (et que l'on produit) le plus de pollution, donc tout le monde sera gagnant, vous compris.
- Et le Vélib, alors, bon pour la ligne en plus ! De plus en plus de grandes villes proposent des vélos en location. Ingénieux, pratique et écologique.
- Les enfants, les personnes âgées ou fragiles (surtout de l'appareil respiratoire) sont les plus à risque. Les métiers où l'on subit la pollution (coursiers, chauffeurs) aussi. Il n'est pas incongru d'envisager déménager vers des contrées plus « pures » si l'organisme s'adapte mal aux polluants, ou au moins de « partir au vert » le plus souvent et le plus longtemps possible.
- Les poussettes, à hauteur de pots d'échappement, n'épargnent rien aux bébés. Vous n'auriez pas une autre solution ? Dans le pire des cas (ville très polluée, bébé fragile), mieux vaut rester à la maison les jours de pic de pollution. Jusqu'à 7-8 ans, le système respiratoire n'est pas complètement terminé...
- Recherchez les arbres, les parcs, la verdure (la pollution chute miraculeusement en leur présence). Ne vous baladez pas ou, pire, ne faites pas de jogging au milieu du trafic.

62 Range ta chambre !

Chez vous, c'est la caverne d'Ali Baba, vous entassez dans tous les coins, rapportez des bricoles de chaque voyage, pensez faire « des affaires » en achetant deux produits pour le prix d'un, vos tiroirs sont bourrés à craquer de bouts de ficelle, boutons arrachés, piles périmées et échantillons de parfums « on ne sait jamais », les vêtements en boule, on verra ça plus tard, ah oui c'est vrai il faut aussi que je descende ça à la cave (mais pour le mettre où ? Même en bas, il n'y a plus de place), vous faites une collection de bouddhas ou simplement de chemises blanches, il y a une télé dans toutes les pièces au cas où (ou quoi ?), le dernier Bigaro magazine rejoint le haut de la pile pour former la plus haute Tour de Pise de l'immeuble, vous gardez tous vos livres parce que, bien sûr, vous les relirez tous, et tous les bouchons de liège pour y piquer des épingles un de ces jours, dans votre cuisine c'est l'annexe de Darty (l'œil zigzague entre la centrifugeuse, le wok électrique, la machine à crêpe, la yaourtière, la machine à pain, la plancha encore emballée depuis l'année dernière, le gril spécial croque-monsieur, l'appareil électrique à fondue au chocolat… pour tenter de repérer la passoire, dont vous avez besoin pour égoutter les pâtes)… vous avez des envies de « vide », tant dans votre tête que dans votre habitat ? Courage ! Jetons ! Et ce qui reste, rangeons ! Même s'il est bien évident que ranger n'est qu'une étape, qu'il faut impérativement faire suivre d'un coup d'aspirateur, de nettoyage et autre opération antipoussière. Car cette dernière ne va pas disparaître comme par enchantement !

> LE CHIFFRE CHOC
>
> **9 personnes** sur 10 croient que le simple fait de ranger améliore l'hygiène domestique.

Nos conseils en +

- Ne vous laissez pas déborder par la situation, envahir par les objets. Qui c'est le chef ?
- Passer l'aspirateur en contournant avec précaution des piles de livres entassés en un équilibre précaire, ou en faisant le tour des meubles sans oser s'aventurer dessous ni dessus, réduit de beaucoup l'intérêt du ménage. Est-ce que nous nous faisons bien comprendre ?

63 Là où ma main passe, les microbes trépassent

Attention, nous voici dans du « lourd ». C'est jour de ménage. À tout seigneur, tout honneur, commençons par l'antre du sale, le temple du germe. Car dans la maison, quelle est la pièce la plus contaminée par les microbes ? Les WC ? Vous n'y êtes pas du tout ! C'est la cuisine. On y passe bien plus de temps, tous les membres de la famille y circulent, s'y retrouvent, y séjournent, on épluche et on laisse tomber des petits morceaux de nourriture à même l'évier, dans lequel on pose aussi les sacs de retour du marché (faute de place ailleurs), la gamelle de Minou, le mini-sécateur, on vide l'eau du terrarium ou de l'aquarium, le reste de la brique de lait ouverte quand déjà ?, etc. Une vraie poubelle, cet évier ! Sans compter les projections sur le sol, multipliées autour de la poubelle, les résidus de casseroles brûlées, les torchons douteux, les traces d'œuf et de farine sur le tablier. Si nous nous plions à 15 « mini nettoyages » par semaine (en attendant le jour de grand ménage), nous négligeons certaines salissures, universellement redoutées : le « cramé » (casserole, poêle, brûleurs de la cuisinière), la nourriture incrustée dans le plastique (exemple : claies ou joints du frigo), la pellicule de gras sur les meubles et les appareils ménagers.

Et pour les autres pièces ? C'est très inégal selon le degré de motivation, de flemme, la quantité de choses à ranger, le nombre d'ados dans la place, etc. En tout cas, 68 % des femmes en couple disent s'occuper seules du ménage, même si elles reconnaissent que monsieur participe. Si on interroge les conjoints, leurs compagnes ne seraient que 38 % à se taper la corvée toutes seules. Des chiffres un peu bizarres, à rapprocher de ceux que l'on obtient quand on interroge hommes et femmes sur la fidélité. Mais revenons à nos torchons. Aucun doute, la corvée la plus pénible, c'est de faire les vitres, selon 59 % des femmes (les hommes ne comprennent pas la question).

Quelle ménagère êtes-vous ?

Au cas où vous ne seriez pas au courant, « la ménagère de moins de 50 ans » n'existe plus depuis un bail. On répartit désormais ces messieurs-dames (car il existait des ménagères hommes, au cas où ça aussi vous aurait échappé) en fonction de leur comportement, de leur implication, etc. Et par « segments », évidemment : au magasin, en vacances, à la maison, etc. Un peu comme la série *Oui-Oui à la plage*,

Oui-Oui à l'école, etc. Notre ménagère, donc, une éponge à la main, est :

- « **Désimpliquée** » : rien qu'à l'appellation, on sent que côté ménage, ce n'est pas gagné. En effet, elle astique soit juste un petit objet, comme ça, en passant, soit se lance dans le grand nettoyage de printemps. Mais seulement une fois par an, et pas forcément au printemps. Le reste du temps, elle n'est pas chez elle, alors la poussière, vous savez... Pour le nettoyage, c'est produit miracle, ou rien.
- « **Efficace** » : là encore, le terme est éloquent. Le ménage est une contrainte, mais qui finalement possède ses bons côtés. Il permet de programmer des plages horaires, de s'organiser. Il faut que ça brille, que ça sente bon, la semaine comme le week-end. La propreté, c'est la santé !
- « **Exigeante** » : c'est l'obsessionnelle, la maniaque de l'acarien, la virtuose de la balayette. Tout est ritualisé, on fait une pièce à fond chaque semaine et « un peu chaque jour », on gratte dans les coins avec une lame de cutter ou une brosse à dents, on fait les tiroirs à fond en les vidant bien sûr, on élimine machinalement une minitrace sur la vitre.

LE CHIFFRE CHOC

Un évier héberge **100 000 fois** plus de germes qu'un lavabo dans les toilettes.

Nos conseils en +

- Une fois par semaine, munissez-vous d'éponges, de produits nettoyants, d'un CD de musique qui bouge bien, d'une bonne dose d'huile de coude. Ouvrez les fenêtres en grand, et transformez la corvée de ménage en séance de gym et d'abdos bonne pour ce que vous avez (et que nous avons tous). Hop hop hop !

- Attention, on répète : ne faites jamais le ménage toutes fenêtres fermées. Les produits nettoyants peuvent être responsables de véritables intoxications. Les plus agressifs sont les nettoyants pour le four et la cuvette des wc, tous deux responsables de près de 10 % de toutes les expositions toxiques recensées aux USA !
- Si vous n'avez le temps de « faire » à fond qu'une seule pièce, c'est la cuisine. Tous les torchons filent à la machine, sans réfléchir, l'évier en prend pour son grade, là où vous passez, les microbes trépassent.

64 Hommage à l'eau de Javel

Que serait le ménage sans la Javel ? Quelque chose comme un steak sans frites : faisable mais difficile à imaginer. Il est vrai que la Javel, polyvalente, désinfecte tout sur son passage. C'est même à elle que l'on a confié le soin de décontaminer la capsule Apollo 11 de retour sur Terre après un voyage sur la lune, afin d'éliminer tout microbe « spatial » potentiel !

C'est vrai, à ce jour, aucune souche microbienne quelle qu'elle soit ne résiste à l'eau de Javel. Même les réputés difficiles virus de la polio, bacille de la typhoïde, staphylocoque de la furonculose succombent. Pas étonnant que la Javel reste le produit désinfectant « star » ! En plus, ce produit archiclassique ne coûte pas cher. Cependant, comme la plus belle fille du monde, cette grande dame ne peut donner que ce qu'elle a. C'est un excellent désinfectant (qui supprime les microbes) mais un mauvais nettoyant (qui élimine les salissures). Il faut donc nettoyer avec un détergent avant de passer une surface à l'eau de Javel OU utiliser un produit 2 en 1. En l'absence de cette précaution, l'eau de Javel désinfecte nettement moins bien, tout comme la plupart des autres désinfectants, d'ailleurs.

L'eau de Javel c'est quoi ?

Une eau thermale qui coule dans la ville de Javel ? Point du tout. C'est un mélange d'hypochlorite de sodium (le chlore) et de chlorure de sodium (le sel de table). Son principe d'action : elle oxyde tout, y compris nos poumons, donc faites le ménage toutes fenêtres ouvertes, on ne cesse de le répéter. Cocorico : c'est le chimiste français Berthollet qui l'a inventé autour de 1775. Et Javel est bien une ville, à l'Ouest de Paris, mais spécialisée dans l'usine de produits chimiques plutôt que dans l'eau thermale. Bon anniversaire, l'eau de Javel : plus de 140 ans, tout de même !

> Le chiffre choc
>
> **16 heures**. C'est le temps moyen que nous consacrons chaque semaine au ménage. (Sondage Ipsos 2005).

Nos conseils en +

- Si vous utilisez un produit combinant détergents et désinfectants (« nettoyant à la Javel »), tout va bien. Mais veillez à bien éliminer les traces de saleté visible ainsi que les liquide biologiques.
- Utilisez l'eau de Javel de préférence à froid. En tout cas jamais avec de l'eau très chaude.
- Vérifiez la date d'utilisation : elle est relativement courte. Faire des réserves de wagons de berlingots est un très

mauvais calcul. D'ailleurs, mieux vaut acheter de l'eau de Javel diluée, moins dangereuse.

- Si vous transvasez l'eau de Javel dans un récipient transparent, c'est pour utiliser immédiatement. Les UV neutralisent rapidement ses propriétés.
- Ce n'est pas parce qu'on l'emploie depuis longtemps qu'elle est sans danger. Elle est toxique, c'est son principe même d'action. Or, les produits d'entretien causent près d'1/4 des intoxications, dont 40 % juste pour l'eau de Javel ! Protégez votre peau, vos yeux et ne cédez pas à la « Javelmania » ambiante. Inutile de désinfecter partout, tout le temps.
- Ne mélangez jamais de la Javel avec quoi que ce soit, surtout d'acide (type détartrant, nettoyant pour sanitaires, antirouille ou ammoniaque), y compris l'urine, la sueur et les cosmétiques. C'est parce que le chlore rencontre l'urine des nageurs peu « soigneux » qu'il se forme des substances irritantes pour les muqueuses et les yeux, soupçonnées d'être cancérigènes en plus. D'où la douche obligatoire après le bain, pour votre confort, mais aussi avant, pour celui des maîtres-nageurs !
- La Javel élimine les herbes et mousses du jardin ou de la terrasse, empêche les dalles de verdir, laisse un sol impeccable derrière elle.
- INDISPENSABLES si vous devez vous occuper d'une litière : quelques gouttes de Javel dedans mais aussi autour des « toilettes » de vos compagnons.
- Conservez impérativement votre eau de Javel à l'abri de la lumière et de la chaleur. C'est un produit instable.
- Vous avez deux mains gauches ? Achetez plutôt de la Javel épaisse, pour éviter les projections. Trop pratique.

La cuisine, terrain de jeu préféré des bactéries

À l'Institut Pasteur, depuis janvier 2000, on prend la vaisselle sale très au sérieux. Une cuisine expérimentale, semblable à la vôtre (et à la nôtre), est passée au peigne fin et analysée en termes bactériologiques. Des volontaires, ni cuisiniers ni scientifiques, s'y affairent. Le but : dans le cadre d'activités banales et réalistes comme la manipulation d'aliments ou le stockage au réfrigérateur, observer comment se comportent les bactéries, déterminer leurs endroits de prédilection, etc. Et bien sûr tester les différents moyens de désinfection, puisque la société Procter et Gamble finance l'ensemble de l'opération. Plus de 100 expériences ont déjà été menées dans ce véritable laboratoire du comportement humain

C'est que la cuisine cumule deux avantages, pour ceux qui s'intéressent aux microbes : c'est à la fois l'endroit où le risque de contamination de la nourriture est, par définition, le plus élevé. Mais c'est aussi là qu'on utilise le plus grand nombre d'éponges, gratounettes ou pas, et de produits désinfectants (liquide vaisselle, lessive, produits pour nettoyer les surfaces carrelées, les plaques chauffantes, l'évier...).

L'une des grandes révélations de cette cuisine « prototype », c'est l'établissement d'une carte des « hots spots » indiquant les points les plus contaminés de la pièce. Les scientifiques ont surtout recherché les bactéries nommées *Escherichia coli* (fort répandues dans l'environnement, elles vivent normalement dans l'intestin des animaux et des humains), et *Serratia marscesens* (autre hôte intestinal, qui apprécie aussi l'eau, les plantes et les animaux), toutes deux impliquées dans les intoxications alimentaires. En voici un résumé :

Terrains	Serratia marscesens	Escherichia coli
Interrupteur	☹	☺
Porte du réfrigérateur	☹	😐
Formica (sur lequel se trouvait la carcasse du poulet)	☹ ☹	☹ ☹
Poignées des placards (y compris ceux avec poubelle ou à balais)	☹	☺
Dessous du couvercle de la poubelle	😐	☺
Poignée du lave-vaisselle	😐	☺
Planche à découper	☹ ☹	☹ ☹
Bouton du four	☹	😐
Assiette sur la table	😐	☺
Surface en acier où on a posé un poulet	☹ ☹	😐
Sel	☹	☺
Poivre	😐	☺
Bouteilles d'huile et de vinaigre	☺	☺
Robinet	😐	😐

Poignée du four, tiroir fourchettes et couteaux	☺	☺
Évier en inox	☹ ☹	☹
Bouton de la plaque chauffante, hotte	☺	☺
Dans le frigo : compartiment légumes, clayette du réfrigérateur	☺	☺
Poignée de la machine à laver	☺	☺
Manche du couteau à découper	☹ ☹	☹

Légende :

Sur une surface de 100 cm^2, dans 5/9 des échantillons pris au hasard…

☺ : pas de microbe

😐 : 10 à 100 microbes

☹ : 1 000 à 10 000 microbes

☹ ☹ : 100 000 microbes ou plus

66 Planche à découper, microbes au dîner

La planche à découper fait partie des surfaces les plus colonisées par les bactéries. En bois, ce sont les pires : multiples rayures très profondes et innombrables infractuosités sont autant de havres de paix pour les microbes, qui ne demandent qu'à s'y nicher pour croître et se multiplier.

Les cuisiniers professionnels savent bien qu'à cause de ces entailles, la surface réelle d'une planche à découper peut être 3 à 4 fois plus grande que la surface apparente (on se retrouve exactement dans le même cas qu'avec la viande hachée). Mais pas de jaloux, la planche en plastique ne vaut guère mieux si elle est dans le même état ! Elle a tendance à rayer moins vite et moins profondément, ce qui n'en fait pas pour autant une surface stérile.

Hélas, les microbes sont incomparablement plus malins que le liquide vaisselle, plus habiles que notre éponge, moins gros que des molécules d'eau… résultats, ils ne sont pas inquiétés le moins du monde par la vaisselle, une simple douche d'agrément pour eux. D'autant qu'ils sécrètent, pour se protéger, un liquide un peu « poisseux » rétif à la plupart des actions classiques de nettoyage. Beurk !

> LE CHIFFRE CHOC
>
> Il y a **200 fois** plus de coliformes fécaux sur une planche à découper que sur le siège des toilettes.

Nos conseils en +

- La chasse aux rayures est ouverte : rabotez de temps à autre votre planche à découper, remplacez-la lorsque la surface n'est plus assez plane, donc incompatible avec une hygiène suffisante.
- Si vous voulez vraiment désinfecter votre planche (ou tout autre élément de vaisselle, instrument de cuisson ou ustensile de cuisine), c'est l'immersion pendant plusieurs minutes dans l'eau bouillante qui élimine le mieux les bactéries. Là, vraiment, elles ne résistent pas !

- Attention aux torchons : essuyer la vaisselle propre avec un torchon qui ne l'est pas, c'est ballot ! Les professionnels savent que le séchage à l'air est le meilleur moyen d'obtenir une vaisselle presque parfaite. Autre option : le papier absorbant, à usage unique bien sûr.

La face cachée de l'éponge

« Si j'étais un microbe, je voudrais vivre dans une éponge », affirmait le Pr Charles Gerba, chercheur à l'université d'Arizona, expert en bactériologie et auteur de plus de 400 publications scientifiques sur le sujet. Selon lui, l'éponge est un vrai paradis pour bactéries ! Il y a le boire, le manger, une douce chaleur humide, bref : un vrai rêve ! Évidemment, un tel réservoir de microbes se fait une joie d'en disséminer sur toutes les surfaces avec lesquelles il est en contact. Partout dans la maison si en plus vous passez allègrement d'une pièce à l'autre, éponge à la main, sourire aux lèvres, le jour hebdomadaire de ménage…

> LE CHIFFRE CHOC
>
> Une éponge contient en moyenne **1,2 billion** de germes.

Nos conseils en +

- Avant d'utiliser une éponge neuve, rincez-la. Les éponges vendues en supermarché sont traitées au triclosan, un antibactérien qui donne du chloroforme (composé cancérigène) lorsqu'il se lie au chlore de l'eau. Le problème n'est sans doute pas « sérieux » (l'étude a été réalisée dans des conditions non réalistes : eau très chlorée, forte teneur en triclosan, exposition prolongée), mais en dehors de sa potentielle toxicité, le triclosan favoriserait la résistance des bactéries et serait aussi un perturbateur endocrinien. Bof !

- Après usage, rincez votre éponge plusieurs fois, essorez-la à fond puis terminez en versant dessus quelques gouttes de liquide vaisselle (non diluées) : il empêche le développement bactérien et prolongera la vie de votre éponge. Posez-la sur une surface aérée ou sur un radiateur.
- Remplacez vos éponges le plus souvent possible. Avant qu'elles « sentent » si possible !
- À chaque usage son éponge : une pour la vaisselle, une pour la litière du chat, une pour la cuvette des toilettes ou la poubelle, etc.

Bob l'éponge passe au micro-ondes

Ça ressemble à une blague, mais c'est tout ce qu'il y a de sérieux. Début 2007, sous la direction du professeur en microbiologie Gabriel Bitton[*], des chercheurs de l'université de Floride (USA) montraient que passer régulièrement les éponges au micro-ondes les stérilisait. Pour le prouver, ils avaient copieusement plongé l'objet de l'étude dans des so-

* *Professeur de Microbiologie environnementale et de Toxicologie environnementale de l'Université de Floride à Gainesville.*

lutions bourrées de divers germes, dont la tristement célèbre *Escherichia coli*, mais aussi des spores d'origine bactérienne. Résultat : après 2 minutes de « micro-ondes », 100 % des microbes étaient anéantis. Restaient les spores, réputées dangereuses, qui ont fini par capituler au bout de 10 minutes quand même. Un moyen bien plus efficace de désinfecter son éponge qu'en la mettant au lave-vaisselle, selon le Pr Bitton, pour qui le micro-ondes est un outil stérilisant de premier ordre… et bon marché.

Le chiffre choc

2 minutes de micro-ondes = 100 % de microbes détruits.

Nos conseils en +

- Si vous vous lancez dans le plan « désinfection au micro-ondes », respectez impérativement les points suivants :
  - Détrempez votre éponge avant : c'est parce que le four agite les molécules d'eau que les microbes sont éliminés. Ne la mettez surtout pas sèche ni même simplement humide dans le four. Sinon elle risque de brûler (bonjour l'odeur), de mettre le feu au four, voire à la maison. C'est déjà arrivé.
  - L'éponge ne doit pas comporter d'élément métallique.
  - Ne dépassez pas les 2 minutes de « cuisson ».
  - Soyez prudent. Restez près du four pour intervenir immédiatement en cas de problème.
  - Après « cuisson », l'éponge est brûlante : protégez vos mains !

69 La vaisselle, c'est à l'eau chaude !

Partons du principe optimiste que vous faites la vaisselle dès qu'il y en a, sans attendre que de dangereuses piles s'élèvent fièrement vers le ciel, telles des gratte-ciels ô combien accueillants pour les bactéries. Dans la même veine, partons du deuxième postulat : vous disposez de liquide vaisselle (un fait qui n'a rien d'évident, notamment chez les célibataires qui s'installent seuls dans leur premier appartement). Nous voici donc au moment crucial de la vaisselle. Plutôt que de considérer cette étape comme une corvée inutile et de rincer distraitement les bols et assiettes sous l'eau tiédasse, facilitez-vous la vie en ouvrant résolument le robinet avec le point rouge : l'eau chaude. Même réflexe pour le nettoyage des surfaces de la cuisine et de la salle de bains. Pourquoi l'eau chaude nettoie-t-elle mieux et plus vite ? Parce que les détergents se dissolvent mieux dans l'eau chaude. De plus, la chaleur, c'est de l'énergie : elle distend les liaisons moléculaires de la matière (sauce tomate, bout de nourriture non identifié collé, traces de savon…), ou si vous préférez elle les affaiblit, les ramollit, les empêche de rester agrippées à l'assiette ou à la table.

> LE CHIFFRE CHOC
>
> L'eau double les réactions physicochimiques tous les **10 °C** : plus c'est chaud, plus la vaisselle va vite !

Nos conseils en +

- N'allez pas vous brûler quand même. Une paire de gants à vaisselle (et seulement à vaisselle !) n'est pas superflue pour les peaux sensibles.

Ne pas en laisser une miette

Les blattes ADORENT les miettes. C'est comme ça. Inutile de hurler, sauf si ça vous fait du bien. Trop occupées à dévorer tout ce que vous avez eu la gentillesse de laisser traîner pour elles dans la cuisine : restes de nourriture, poubelle en souffrance, « débordements de casserole »…, elles sont sourdes à votre désarroi. Délicieuses créatures aussi appelées « cafards », les blattes ont tout pour plaire. Bien que l'avis sur leur aspect physique reste à la libre appréciation de chacun, il ne fait aucun doute qu'elles sont intelligentes, rapides (essayez de les courser, pour voir) et tiennent une forme sexuelle olympique. Autant le dire : elles ont l'avantage du nombre, copulent sans cesse, résistent désormais à de nombreux insecticides « anti-crr-crr-crr » (vous vous souvenez de la pub Baygon ?). Et pour couronner le tout, quand on est allergique aux acariens, il y a de fortes chances qu'on le soit aussi aux blattes.

Elles sont chez elles chez vous

Leur QG, c'est la cuisine, la nuit, pendant que vous dormez (en compagnie des acariens !). Car on l'a dit, c'est là qu'elles peuvent s'en mettre plein la panse. L'erreur fatale : partir en courant le matin en balançant vite fait son bol de petit déj et quelques innocentes miettes dans l'évier – ou, pire, en laissant le tout sur la table. Pour la journée, le week-end, ou a fortiori pour une plus longue période d'absence, laissez derrière vous une cuisine nickel. Vos reliefs négligemment abandonnés constituent un repas complet 4 étoiles pour une colonie de blattes. Et si vous mangez dans toutes les pièces en laissant traîner ne serait-ce que de minuscules atomes de biscuits, on ne peut rien pour vous. À vous de voir si vous souhaitez faciliter leur élevage.

> **Le chiffre choc**
>
> En une vie, chaque femelle peut pondre **35 000** œufs. Ce qui nous donne, eh oui, 35 000 blattes…

Nos conseils en +

- Ne laissez rien traîner, nettoyez bien et partout (pensez à l'arrière des appareils ménagers). Les blattes iront voir ailleurs, chez le voisin par exemple. Et cela vous évitera d'élever aussi des mouches, souris et compagnie.
- La gamelle des animaux n'a rien à faire près des vôtres : Elliott ne doit pas manger dans la cuisine. Ne la garnissez qu'avec des petites quantités et jetez rapidement ce qui n'a pas été consommé. Sinon Elliott risque de ne pas être tout seul à festoyer…
- Ne laissez pas tomber d'aliments dans des endroits difficiles d'accès. Trop tard ? Agissez avec courage : débrouillez-vous pour récupérer l'objet du délit. Nettoyez. Merci.

71 Gare aux cartons !

Voilà comment les choses se passent. Vous rapportez à la maison un carton de courses sur lequel a voyagé un cafard (il affectionne particulièrement les emballages de salade, humides à souhait). Arrivée dans la place, la bestiole cherche vite une cachette pour pondre 40 œufs. Les chers petits grandissent bien à l'abri, en général en haut des plinthes ou derrière les appareils ménagers. Trois mois plus tard, 40 vigoureuses blattes pondent à leur tour 40 œufs chacune. Et hop ! Nous voici déjà à 1 600 ! Faites le calcul au bout de quelques années.

Nos conseils en +

- Il est temps de se mettre au sac cabas réutilisable. Si vraiment le carton s'avère nécessaire, posez-le devant chez vous (par exemple sur le paillasson, déjà un formidable réservoir à germes, alors un peu plus un peu moins...) et videz-le achat par achat.
- Éliminez les emballages avant de ranger vos yaourts et autres directement dans le frigo. Rarement irréprochables côté bactéries, ils n'ont pas besoin d'être réfrigérés (!), et la manipulation sera bien plus facile au quotidien, pour attraper un pot, plutôt que de tout sortir et remettre à chaque fois.

Ne pas se faire de (bio)film

Un biofilm est une communauté de micro-organismes (bactéries, champignons...) qui adhèrent à la fois entre eux et à une surface « collante » et protectrice qu'eux-mêmes produisent. Un genre de « groupement d'intérêt économique », ou une colonie si vous préférez. On trouve des biofilms aussi bien sur la surface de l'eau, de roches, de feuilles de plantes, d'un évier, que sur les mains. C'est la substance un peu « gluante » dont on cherche à se débarrasser en frottant les parois de l'aquarium ou de l'évier un peu trop longtemps négligé.

Dès qu'il y a de l'humidité quelque part, un biofilm se développe. Généralement très fin (on ne distingue pas celui sur nos mains à l'œil nu), il peut cependant atteindre 1 mètre d'épaisseur dans la nature si les conditions le permettent !

Plus le milieu est contaminé + plus il y a d'eau + plus la surface est « accidenté » = + le biofilm se constitue rapidement. Mais il peut même s'installer sur des surfaces dites « antiadhésives » (Téflon).

LE CHIFFRE CHOC

Dans **99 %** des cas, les bactéries sont regroupées dans un biofilm. Elles ne flottent pas seules dans les airs ni ne sont réparties sporadiquement sur la peau sans lien avec leurs congénères ! Elles s'y comportent d'ailleurs légèrement différemment que prises isolément.

- **Problème 1** : tant qu'il n'est pas éliminé, un biofilm reste une pépinière de bactéries, source potentielle constante d'infections.
- **Problème 2** : si vous le laissez proliférer dans les canalisations, il peut en diminuer le débit, voire carrément les boucher !
- **Problème 3** : les produits désinfectants font leur travail, ils désinfectent, c'est-à-dire qu'ils tuent les bactéries. Mais si on ne s'attaque pas directement au biofilm, il reste bien en place et, ses bactéries mortes seront très très vite remplacées par leurs sœurs, vigoureuses et désireuses de conquérir le monde. Pire, au moment de mourir, les bactéries lâchent dans le biofilm des toxines dangereuses, soupçonnées de favoriser les micro-inflammations (inflammations indolores impliquées dans les infarctus,

les troubles neurologiques et bien d'autres maladies). Il est donc indispensable d'éliminer à la fois les bactéries ET leur biofilm.

Nos conseils en +

- Méfiez-vous des produits qui vous promettent monts et merveilles sans décaper ni frotter : oui, ils désinfectent, peut-être ils dissolvent un peu le biofilm, mais à tous les coups, ils en laissent une partie, qui ne demande qu'à être de nouveau colonisée dans les heures qui suivent. Donc, prudence envers les publicités vantant « 99 % de bactéries tuées » : si les morts restent sur place, ils serviront quasiment de pâture aux suivants !
- Si vous avez un bébé, pensez que le stérilisateur de biberon, aussi efficace soit-il, ne peut donner que ce qu'il a : il stérilise les objets en surface. Mais ne décolle pas le biofilm, et ne tue donc pas les bactéries confortablement installées en profondeur. À méditer.

73 « Rabats le couvercle avant de tirer la chasse, je te l'ai déjà dit 100 fois »

Lorsque Alexander Cummings a conçu le premier wc doté d'une chasse d'eau en 1775, il ne se doutait pas que près de 300 ans plus tard, son invention serait à la fois l'une des avancées les plus géniales en matière d'hygiène, mais aussi l'un des meilleurs vecteurs contaminants. Le Dr Charles Gerba, notre bon « docteur germes » de l'Université de l'Arizona, a montré que si l'on ne prend pas la précaution de rabaisser le couvercle avant de tirer la chasse d'eau, les bactéries s'envoient en l'air. Et c'est un véritable festival : les minuscules gouttelettes d'eau contaminée déposent ces dames partout dans la pièce. Sur la cuvette bien sûr, mais aussi sur les murs, les affiches, les magazines qui traînent, la poignée de porte. Bien sûr, si vos wc se trouvent dans votre salle de bains, attendez-vous à des bactéries intestinales sur... votre brosse à dents, à cheveux, à ongles, ainsi que dans les serviettes de bain et les peignoirs, dans lesquels vous vous lovez confortablement après un bon bain relaxant, ou avec lesquels vous vous frictionnez vigoureusement le matin après la douche. Quand on pense que la matière fécale peut contenir jusqu'à un billion – un million de millions – de bactéries par gramme, il y a de quoi faire...

Évidemment, rabattre ledit couvercle ne dispense en aucun cas de nettoyer les wc. Une enquête a beau montrer que « faire les toilettes » est la tâche ménagère la moins appréciée des Français, il va bien falloir faire un petit effort. Parce que ce n'est pas en bourrant les lieux d'objets désodorisants en tous genres que l'on nettoie quoi que ce soit. De même, les blocs qui désinfectent à chaque chasse d'eau ne s'occupent que de la cuvette, un espace finalement assez limité. Les Japonais, ultrasophistiqués en la matière, nous considèrent comme une tribu sous développée pour ce qui est de l'hygiène des wc publics. Un avis partagé par 76 % des Français interrogés, qui craignent tant ces « nids à microbes » qu'ils évitent de s'y rendre. Avec une petite nuance pour les hommes, qui s'en passent avant tout parce que c'est « payant » (c'est tellement plus simple d'aller dans la « nature » !).

Les femmes y passent 2,3 fois plus de temps

Pourquoi sur une aire d'autoroute, y a-t-il toujours une file d'attente chez les femmes, et jamais chez les hommes ? Figurez-vous qu'Alexander Cornel, un universitaire américain, a planché sérieusement sur la question. Résultat : tandis que les hommes restent 39 secondes aux petits coins, les femmes s'installent pour 99 secondes. Comprenons-nous bien : l'objet de la présence lui-même prend exactement le même temps, ce qui traîne un peu, ce sont les questions existentielles, type : où posé-je mon sac, dois-je m'asseoir ou pas, nettoyer la lunette ou pas, la relever ou non, comment s'essuyer il n'y a plus de papier (plongée dans le sac à la recherche du paquet de Kleenex), se rhabiller (slip + collant + jupe) dans la cabine, pas à l'extérieur comme nombre d'hommes, ce qui est assez éloquent sur « l'oubli » de la phase « lavage de mains » mais passons. Bref, tout ce à quoi des messieurs « normaux » ne pensent jamais. En plus, souvent dotés d'urinoirs, les toilettes pour mâles sont décidément mieux adaptées aux besoins express. Eh bien figurez-vous, toujours, que cette discrimination a été dénoncée par la ville de New York (Brooklyn), qui a fait voter en 2005 une loi pour rétablir l'égalité des espaces sanitaires. Avouez que cela valait le coup d'être raconté...

Les chiffres chocs

Que faites-vous aux toilettes ? En dehors de ce que personne ne peut faire pour vous ? Vous lisez, comme 1 Français sur 2 ? Et si oui, quoi ? Des magazines, des journaux ou... vos sms, comme 10 % d'entre nous ? ou encore... vos mails (3 %) ? Ou peut-être préférez-vous... téléphoner (14 %) ou encore... grignoter (1 % des femmes !) ? Notez, nous avons bien raison de profiter pleinement de nos wa-wa : il y a encore **2,5 milliards** de terriens qui n'en ont pas...

Nos conseils en +

- Manger aux toilettes, est-ce bien raisonnable ?
- Évitez tapis et moquette autour de la cuvette des wc.
- Détartrez et désinfectez les wc, au moins 1 fois par semaine, c'est le minimum. Et n'oubliez ni la lunette des toilettes ni l'intérieur du couvercle. Pardon d'insister mais vous avez pensé à la manette pour tirer la chasse ? Et à la poignée de la porte ?
- Par pitié, cessez de vaporiser les produits « senteur horreur » (nettement pires que les odeurs qu'ils sont censés couvrir). Ils sont toxiques, allergisants, et d'autant plus nocifs que confinés dans un minuscule espace clos.
- Au fait, un tuyau concernant les toilettes publiques. Les enquêtes montrent que, d'une manière générale, les utilisateurs choisissent la cabine du milieu, et rarement la première. Préférez celle-ci, a priori moins contaminée que les autres.

74 Ma salle de bains brille comme un sou neuf

Nous avons curieusement tendance à penser que la douche (et tout ce qui l'entoure) est immaculée, stérile. Puisqu'on s'y lave, forcément, elle est propre. Hum. Pourtant, la salle de bains est un haut lieu de rendez-vous pour moisissures douillettes, qui se prélassent dans les peignoirs et les moelleux tapis de bain chauds et humides. Mais aussi sur le rideau de douche, les jointures, les murs, partout. Il est facile d'en éviter une grande partie : il suffit d'AÉRER. Et d'adopter quelques bons réflexes au quotidien.

Le chiffre choc

Selon l'Insee, seules **20 %** des salles de bains ont une fenêtre. Donc 80 % sont en mal d'aération…

Nos conseils en +

Au quotidien

- Une douche = un rinçage immédiat du bac pour éviter les « poches de savon » dans les coins.
- Raclez l'eau des parois (douche, mur) avec un racloir.
- Un bain = un rinçage sérieux de la baignoire en insistant sur la jolie trace noire trahissant la surface de l'eau… sale.
- Si vous ne pouvez pas aérer à fond la pièce, essuyez rapidement l'humidité après une douche ou un bain : sol, murs, bac et rideaux de douche…

Jour de ménage

- Ici moins qu'ailleurs, ne doublez pas les doses de produits détergents, c'est parfaitement inutile, en plus vous risquez de laisser derrière vous une surface mal rincée, propice à… un développement bactérien, ce qui n'est pas l'idéal lorsqu'on se retrouve tout nu dans sa douche! Sans parler des irritations respiratoires et autres risques d'allergie.
- Rincez à fond la baignoire ou le bac à douche afin d'éliminer toute trace de détergent.
- Lorsque vous barbotez dans un bain, ne laissez pas la porte grande ouverte, sinon la vapeur d'eau va s'aventurer dans l'ensemble de l'appartement. Suivie par les moisissures. Etc. Un filet d'air suffit.

- Concernant les rideaux de douche, grande nouvelle : ils se lavent ! On peut aussi les traiter avec des produits antimoisissures.

75 À chacun sa serviette

Le rôle n° 1 d'une serviette de bain, c'est d'absorber l'eau. Mais après, elle en fait quoi ? Si la pièce est aérée, l'eau s'évapore. Sinon, votre serviette invite des moisissures et des germes pour un grand buffet gastronomique, avec un menu tout inclus « eau et nourriture » via les squames de votre peau généreusement laissés à disposition de vos minuscules invités. Parlons-en des moisissures. Voici encore un ennemi juré, lilliputien mais capable d'empoisonner l'existence. Comme quoi, dire que la petite bête ne mangera pas la grosse est peut-être une erreur que nous répétons de génération en génération, mais c'est un autre débat. Les moisissures donc, sont des champignons tout petits, qui eux-mêmes libèrent dans l'atmosphère des spores allergisantes encore plus petites. Pas de ça chez vous !

C'est toute l'année la saison des champignons !

L'*aspergillus* dissémine ses spores en hiver, le *pénicillium* au printemps et en automne, l'*alternaria* sévit en été. Que de nez qui coulent étiquetés « rhumes des foins » alors que les champignons en sont la cause ! Le problème avec ces êtres mi-végétaux, mi-animaux, c'est qu'il y en a partout, y compris sur notre peau. Nous cohabitons théoriquement en harmonie avec eux. Mais lorsque notre immunité faiblit, ils peuvent causer des infections (mycoses), tandis que lorsqu'elle est hyperréactive, ils deviennent allergisants. L'arme fatale antimoisissures, celle qui les fait périr dans d'atroces souffrances, c'est l'air. Souvent, il faut – et il suffit – d'entrouvrir une fenêtre, non-stop si possible, pour se passer de leur compagnie. C'est d'autant plus vrai dans les pièces humides (salle de bains, cuisine avec cuisson vapeur, lessive qui sèche, etc.). Arme de repli : l'eau de Javel.

Deux équations classiques

- Douche très chaude + porte fermée + buée sur les fenêtres = humidité sur les meubles, les tapis de bain, les serviettes = développement de moisissures et de bactéries.
- Cuisine vapeur + pas de hotte + fenêtre close = humidité (sur les meubles, les torchons) = développement de moisissures et de bactéries.

LE CHIFFRE CHOC

0,3 et 0,6 litre : c'est la quantité d'eau dite « endogène » que notre corps fabrique chaque jour à partir de la combustion des aliments. En multipliant ce chiffre par le nombre de corps, une pièce peut rapidement être saturée d'humidité si on ne fait pas le nécessaire !

Nos conseils en +

- Avec ses « poils », la serviette piège aussi des résidus de crasse, de savon ou gel-douche, des champignons responsables de mycoses vaginales ou cutanées… C'est un objet aussi personnel qu'une brosse à dents. À chacun la sienne, décidez d'une couleur pour chaque membre du foyer, et ne « partagez » pas !

- Méfiez-vous des eaux stagnantes : lavabo bouché, aquarium, vase…
- Ne laissez aucune chance à l'humidité en installant partout des ventilateurs, systèmes d'aération, en ouvrant la fenêtre…
- Les serviettes et gants de toilette, brosses à cheveux, à dents, à ongles, torchons, chiffons divers, piégeurs d'eau, sont des disséminateurs parfaits, qui propagent les champignons (et les germes) dans toutes les pièces où vous avez la bonté de les transporter ! Laissez-les là où ils se trouvent, en position de séchage (poils à l'air, dépliés et étalés plutôt qu'en boule, etc.).

76 Une brosse à dents pas très propre…

Prenons une brosse à dents. Brossons-nous les dents et les gencives avec, passons ses poils sur notre langue, rinçons-la sous l'eau et posons-la avec précaution dans le porte-brosse à dents avec l'impression du devoir accompli. C'est vrai, c'est bien. Mais les bactéries qui ont transité de votre bouche à votre brosse, où sont-elles ?

Eh bien… sur la brosse. Et si, en outre, ses poils entrent en contact avec ceux de la brosse de Jean (qui a une gastroentérite), de Mireille (qui souffre d'un rhume) ou de Marie, (qui traîne une sacrée grippe depuis quelques jours), ils seront ravis d'accueillir à leur bord quelques exemplaires des virus de nos bien-aimés malades. On sait depuis longtemps que les brosses à dents sont des nids à bactéries, qu'elles redéposent soigneusement dans la bouche au prochain passage, et même les font pénétrer dans l'organisme par le biais de mini-égratignures sur les gencives, ou de petites plaies. C'est d'ailleurs pourquoi nous sommes censés en changer très régulièrement, ce que nous ne faisons pas. D'autant que la salive n'est pas toute blanche dans l'histoire ! Elle contient certes 99 % d'eau, mais aussi du mucus (la substance filante), des enzymes qui attaquent la digestion (surtout celle des sucres complexes et des graisses, à condition de mâcher suffisamment !), des minéraux (sodium, chlore, potassium), des protéines, des substances antibactériennes… et un énorme taux de microbes malgré son pH élevé antibactéries.

On nettoie bien nos éponges, nos torchons, nos serviettes de bain… pourquoi pas notre brosse à dents ? La plonger dans un verre d'alcool est totalement inutile ! En dentisterie professionnelle, on utilise depuis longtemps les rayons UV pour stériliser le matériel. Des boîtes petites et très pratiques sont désormais disponibles pour le grand public.

> LES CHIFFRES CHOCS
>
> Nous fabriquons (et avalons) chaque jour 1 litre de salive, à raison de 3 à 4 déglutitions par minute. Dans laquelle s'ébattent joyeusement **10^8 germes** par millilitre.

Nos conseils en +

- Les sucreries acidifient le pH de la salive et favorisent les caries.
- En période d'épidémie ou si l'un des membres de la famille est malade, l'utilisation d'une boîte pour stériliser les brosses à dents n'est pas un investissement superflu. D'autant que cet appareil tout simple permet de prolon-

ger notablement la vie de la brosse. Il suffit de la disposer rincée (après lavage de dents) à l'endroit prévu et de fermer le couvercle. La boîte s'occupe de tout.

- Pas de boîte à stériliser ? Certains spécialistes de l'hygiène préconisent de plonger pendant 5 minutes chaque semaine les poils de la brosse dans de l'eau avec un peu d'eau de Javel. Si vous êtes tenté, veillez à rincer abondamment la brosse ensuite.

Pourquoi laver son linge sale en famille

Face aux petites culottes et aux tee-shirts « I love Palavas », nous sommes comme Saint Thomas : tant que nous ne voyons pas de tache, nous ne croyons pas à sa saleté. Alors, question : qu'est-ce que le linge sale ? Ou, plutôt, un vêtement porté une journée, qui ne sent pas mauvais et n'est pas taché, est-il sale ?

Réponse : oui. Parce que l'astuce, c'est qu'en grande majorité, la saleté est… invisible. Sauf accident de café, sauce tomate ou cambouis, ce sont les peaux mortes et les résidus de transpiration qui « salissent » les vêtements. Viennent s'ajouter à ce déjà savoureux cocktail un zeste de pollution, de taches en tous genres, et le résultat de l'activité des bactéries squattant notre peau – jusqu'à 1,5 million pour un seul petit centimètre carré ! Le tout aboutit à un gloubi-boulga de protéines, fécules, hydrates de carbone, graisses et acides gras, sels minéraux, argile et autres pigments…

Des composants qui réclament chacun des substances nettoyantes bien précises, d'où la complexité impressionnante de nos lessives aujourd'hui. On y trouve, par exemple 4 types d'enzymes : les lipases (qui « digèrent » le gras), les amylases (pour éliminer les résidus de glucides), les protéases (qui s'attaquent aux protéines) et les cellulases. Mais aussi des agents oxydants et adoucissants, des polymères (qui empêchent la saleté de se redéposer sur le linge), des surfactants, du parfum, des suppresseurs de mousse, etc.

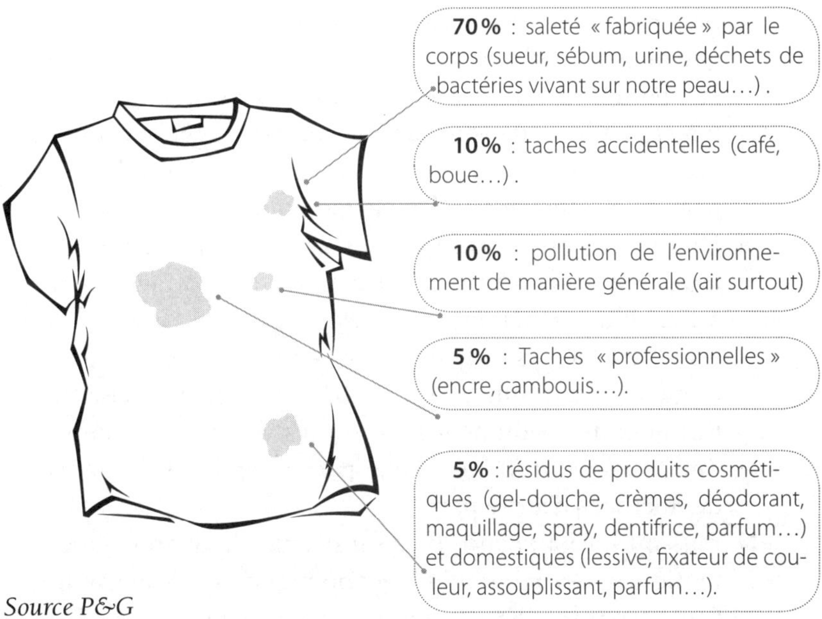

Source P&G

Les chiffres chocs

1 cm² de vêtement considéré comme « normalement sale » (c'est-à-dire porté une journée) peut accueillir plus de 10^5 germes. Car n'oublions pas que nous perdons chaque jour plus d'1 milliard de cellules de peau, 1 l de sueur (minimum) et 10 g de sébum (gras). Qui s'installent où, d'après vous ?

Nos conseils en +

- Il y a les farouchement « pour » les tablettes, ceux qui préfèrent la poudre classique, ceux enfin qui n'utilisent que du gel. Le plus important est de placer correctement la « bonne lessive » au « bon endroit » : solide (poudre, tablette) elle va dans le bac, afin de prolonger le contact avec l'eau pour se dissoudre entièrement. Liquide, elle peut aller directement dans le tambour.
- Ni trop, ni trop peu. La quantité de lessive n'a aucun rapport avec la quantité d'eau, mais avec l'importance de la saleté. Plus un vêtement est sale, plus il faut augmenter les doses. Pas assez de lessive ? Le linge ressort douteux et guère « éclatant ». Trop ? On pollue et on laisse un fort taux de résidu de lessive sur les vêtements, accroissant le risque d'allergie d'une part et de développement de microbes d'autre part !
- Plus on lave à chaud, plus on détruit de microbes. Attention aux programmes « économiques » à l'eau froide. Selon les spécialistes, du linge lavé dans une eau à 40°C contient 500 fois moins de bactéries qu'avant la lessive, mais seulement 10 fois moins si l'eau était à 30°C.
- Le sèche-linge est une vraie machine à détruire les bactéries. Ce qu'on ne peut pas dire du séchage à l'air (surtout

s'il dure longtemps) plutôt propice à l'épanouissement des microbes. D'où l'odeur des serviettes de bain qui mettent trop longtemps à sécher.

- N'attendez pas pour « lancer une machine ». Plus vous nettoyez rapidement vos vêtements sales, mieux cela vaut. Surtout s'ils sont humides (serviette de bain, gant de toilette, vêtements de retour d'une pluie battante...).
- Sortez le linge de la machine avec des mains propres ! Même chose si vous l'étendez. Rien de plus facile pour des germes de passer de vos mimines aux textiles mouillés.
- Lavez vos mains juste après avoir mis le linge sale dans la machine ET juste après l'avoir étendu. Non, le linge mouillé et qui sent bon la lessive n'est pas stérile !
- Ne remettez pas vos vêtements sans les laver sous prétexte qu'ils ne sont pas tachés. Plus vous attendez, plus les germes se multiplient, plus il en restera après la lessive.

78 Ne mélangeons pas les torchons et les torchons sales !

Pendant longtemps, on a trié les vêtements en fonction de leur couleur : il y avait la machine de « blanc » (qui pouvait « bouillir ») et l'autre, qui risquait de déteindre. Les choses ont bien évolué, les lessives et les teintures aussi. Mais il faut encore trier le linge que l'on fourre dans l'antre de la bête en espérant qu'elle nous rendra le tout miraculeusement immaculé. Mal utilisée, la machine à laver peut se transformer en tambour à microbes. Horreur malheur : des études ont montré que certains germes hypercourants et bien embêtants, comme le staphylocoque doré ou *Klebsiella pneumonia*, survivent au cycle de lavage. Ils ressortent en s'ébrouant gentiment histoire de reprendre leurs esprits – ça tourne, quand même, surtout pendant l'essorage ! En outre, du linge sale peut transmettre ses germes à d'autres pièces lavées en même temps. Par exemple, la serviette de Médor peut fort bien contaminer les sous-vêtements de toute la famille.

> LE CHIFFRE CHOC
>
> Seuls 30 % d'entre nous trient leur vêtements avant lavage. Reste à convaincre les **70 autres %** qu'ils doivent se plier à cette règle essentielle !

Nos conseils en +

- Lavez le linge très sale à part. Même chose si une personne souffre de maladie contagieuse dans le foyer. Même chose encore pour le linge appartenant aux animaux. Ne mélangez pas tout svp !

Sous-vêtements : lavage torride de rigueur

Parmi les locataires de notre armoire, les sous-vêtements ont un statut à part. À l'origine, ils ont été inventés pour des notions de confort, alors que l'envers des costumes hyperbrodés se faisait très irritant là où vous imaginez. Voilà bien peu de temps qu'ils sont considérés comme des acteurs d'hygiène. En tout cas, aujourd'hui, ils sont priés de respecter la zone intime tout en opposant une barrière farouche aux microbes. Ils doivent aussi laisser s'évaporer l'humidité (sécrétions, transpiration). Et être jolis, mais c'est une autre histoire. Bien les choisir, bien les porter et bien les nettoyer est indispensable pour une quiétude régionale maximale.

Nos conseils en +

- Évitez les tissus qui blessent, frottent, agressent (strings), ainsi que les slips qui ne laissent pas « respirer ».
- Ne jetez pas vos sous-vêtements à terre, et en tout cas ne les remettez pas ensuite. Changez-en chaque jour !
- 100 % coton svp : le nylon et autres textiles « techniques » peuvent favoriser la macération et n'acceptent pas toujours le nettoyage à température suffisante.
- Le lavage à 60°C est recommandé. Évitez les lessives qui se rincent mal (commencez par ne pas en mettre le double de la dose recommandée !) ainsi que les divers produits assouplissants ou autres, vecteurs potentiels d'irritations.
- Ne macérez pas dans un slip ou un maillot mouillé.
- Ne prêtez aucun habit en contact avec votre zone intime.
- Les vêtements de nuit sont des sous-vêtements, même si on ne rajoute rien dessus. Ils obéissent aux mêmes règles d'hygiène que la lingerie. Et ne portez pas de slip pendant la nuit, laissez la zone s'aérer !

80 La poubelle n'est pas une poubelle !

Comme on l'imagine facilement, la poubelle est un repère à bactéries en tous genres, qui ont d'autant plus le temps de proliférer que l'habitacle est de grande taille. Ça grouille, entre les épluchures de patates et les restes de gigot d'agneau. Sans parler des projections juste à côté, ni de celles sous le couvercle.

Quand on y pense, on se demande bien pourquoi « ils » n'ont pas encore inventé des lingettes spécial poubelles. Qui n'a pas sa lingette ? Polluantes, imbibées de produits toxiques, chères et non recyclables, les lingettes ont un seul atout, mais de taille : elles sont pratiques. Mais on a tendance à moins rincer derrière leur passage, laissant une fine pellicule de détergents et autres composés fort agressifs sur les surfaces « nettoyées ». En plus, les « antibactériennes » ne sont pas plus adaptées que les savons antibactériens dont nous parlons p. 22. Un conseil : remplacez-les par une bonne vieille éponge ou une serpillière et du nettoyant multiusage, un chiffon attrape-poussière (ou pourquoi pas des micro-fibres)… et un peu d'huile de coude.

> LE CHIFFRE CHOC
>
> Laver avec des lingettes coûte **15 fois** plus cher qu'en utilisant les instruments « classiques ».

Nos conseils en +

- Ne jetez jamais de nourriture à même le contenant : seulement dans des sacs (non troués, merci !).

- Videz votre poubelle au moins une fois par jour.
- Opération nettoyage : dans un seau, mélangez 1 litre d'eau avec 2 verres d'eau de Javel. Plongez une éponge dans le liquide. FROTTEZ partout : dans, autour (projections) et sur la poubelle. Laissez agir 15 minutes. Rincez, en insistant particulièrement sur toutes les parties métalliques. Procédez de même dans le vide-ordures le cas échéant.
- Passer une lingette d'un geste nonchalant ne sert pas à grand-chose – le biofilm (voir p. 147) reste en place, des bactéries vont venir se réinstaller plus vite qu'il ne le faut pour le dire.

81 La météo de l'aspirateur

L'aspirateur est une arme redoutable pour neutraliser la poussière. Mais par flemme, on a parfois tendance à « oublier » de passer dans les coins et de longer les murs, surtout lorsque les zones sont difficilement accessibles (sous un lit, derrière un meuble, etc.). Erreur : c'est là que se concentre le maximum de « moutons ». Pour mieux comprendre leur traîtrise, un petit cours de météo domestique s'impose. Très légère, la poussière en suspension dans l'air surfe sur les vagues de courants d'air chaud. Ces derniers montent au centre des pièces et, après avoir atteint le plafond, se laissent « glisser » le long des murs bien plus froids. Ils y déposent leur fardeau sur le premier obstacle rencontré, dans l'ordre : moquette/tenture murale, papier peint, haut d'armoire, étagère… ou sol.

De quoi est constituée la poussière ?

En grande partie de petits morceaux de… nous ! Mais la poussière est une véritable mosaïque d'éléments, propres à chaque foyer : bouts d'ongles, de poils, de cheveux et de peau (d'humain et d'animaux), acariens, moisissures, pollens (entrés par la fenêtre), insectes minuscules ou non, œufs et larves, micro-algues… impossible de faire la liste complète de ses composants ! Les latins l'appelaient *pulvis* = « poudre, presque rien ». Presque rien ? Lorsqu'on la voit danser dans les rayons du soleil, amas de grains potentiellement allergisants, on voit bien que ce n'est pas rien ! Surtout quand on n'est pas fana de ménage…

Nos conseils en +

- Dans les coins, sur les armoires, sous les lits et les meubles… vous n'avez pas idée du nombre de troupeaux de moutons que vous élevez à votre insu. Et qui dit moutons ne dit pas seulement nuits blanches, mais aussi acariens, développement microbiens, allergies… ah non alors !

82 Là où il y a un humain, il y a des acariens

« Je suis une minuscule araignée invisible à l'œil nu, pourtant nettement plus envahissante que celles qui vous font pousser des hululements dans les maisons de campagne. Je me nourris avec délice de vos squames, c'est-à-dire des minuscules petits morceaux de peau que vous perdez chaque jour… et chaque nuit. C'est pourquoi votre lit est une véritable aubaine. D'ailleurs j'en profite pour, moi aussi, me reproduire dans ce lieu douillet : 2 fois pendant ma courte vie (3 mois maximum), et à chaque fois pour pondre 50 œufs.

Grâce à vous, mon existence est paradisiaque : 0,25 g de votre peau nourrit des milliers de mes cousins pendant des mois. Or, vous en perdez en moyenne 1,5 g par jour. Le bonheur ! Comme je ne bois pas, il faut bien que je trouve mon eau quelque part : c'est encore votre corps qui m'abreuve, amis humains, car chaque nuit, vous perdez environ 33 cl d'eau, et tiède en plus. Un vrai distributeur de boissons ! »

Là où il y a un humain, il y a des acariens. Et donc, des allergies. C'est dans la régularité d'un ménage rigoureux que réside votre avenir, et leur perte. Passer l'aspirateur au minimum une fois par semaine (2 ou 3 fois si vous êtes allergique) suffit à en éliminer suffisamment, normalement. Mais vous pouvez sacrifier à la cérémonie de l'acaricide – à base d'huiles essentielles – au tout début de l'hiver, période de recrudescence des acariens, et éventuellement tous les 3 à 6 mois. Voilà comment ça se passe.

- On aère à fond la pièce. Ménage en grand.
- On pulvérise le produit sur toutes les surfaces « à acariens », sauf sur le matelas.
- On part se balader pendant 3 heures.
- Au retour, on aspire à fond. Car un acarien mort est aussi allergisant qu'un vivant !
- Opération terminée.

Le chiffre choc

La quantité de squames que nous perdons chaque jour rassasie jusqu'à **300 000 acariens**.

Nos conseils en +

Si vous ne voulez pas faire de votre maison un « pavillon-témoin » pour acariens heureux…

- Ne posez pas de tentures murales.
- Aérez en permanence votre logement.
- Si possible, ne dormez pas dans une chambre sombre et/ou orientée au Nord.
- Ne laissez pas vos vêtements en tas par terre, sur des étagères, ni dans un meuble ouvert.
- Débarrassez-vous définitivement des coussins, peluches et autres tissus divers inutiles.
- Passez l'aspirateur tous les 2 ou 3 jours (grand, grand maximum toutes les semaines) à haute puissance.
- Méfiez-vous des petits radiateurs qui chauffent les pièces de façon inégale. En appoint, pourquoi pas, mais pas tout l'hiver !
- N'entretenez pas un climat tropical, entre 20 et 30°C. Les acariens détestent l'air et le frais. Ne focalisez pas trop sur la moquette : sa culpabilité n'est pas si évidente. En Suède , il y a 30 ans, les autorités ont tout fait pour décourager l'achat de moquette, avec succès. Dans le même temps, les courbes des maladies respiratoires grimpaient de + 312,5 % ! S'il n'est pas question de les conseiller, il n'y a pas de quoi leur mettre tout sur le dos non plus. Le tabac et une hygiène domestique insuffisantes comptent nettement plus que la présence de moquette… Et surtout, les acariens vivent dans le lit : pour 1 acarien dans la moquette, combien de millions juste sous votre nez, nichés dans l'oreiller ou la couette !
- Pourquoi ne pas faire l'Acarex-Test pièce par pièce ? Le mode d'emploi est simple : on prend un peu de poussière aspirée, on la teste. Plus la couleur est foncée (rouge),

plus il y a d'acariens. Plus elle est claire (jaune), mieux ça vaut ! À refaire tous les 3 ou 6 mois. 10 tests, 20 €, en pharmacie.

83 Vous voilà dans de beaux draps !

Quoi de plus moelleux, de plus accueillant, de plus agréable pour un acarien qu'un drap et une literie bourrés de minuscules petits morceaux de notre peau, les squames, qui constituent son alimentation préférée ? À vous de ne pas lui faciliter la vie. Il y a deux camps. Les « nature » et les « synthétiques ». Pendant des années, on a cru que ces derniers étaient préférables, au point de presque interdire le duvet et la plume aux pauvres allergiques. Tout ça, c'est de l'histoire ancienne. Les récentes études, notamment celle du Dr. Hans Jürgens responsable de l'Institut d'anthropologie industrielle à l'Université de Kiel, montrent sans ambiguïté que les oreillers naturels renferment 6 à 8 fois moins d'allergènes que leurs cousins synthétiques. En fait, le tissage des oreillers et couettes naturels est ultra-serré (pour ne pas laisser s'échapper les plumes), et de ce fait quasiment imperméable aux acariens, qui de toutes façons voient mal ce qu'ils iraient bien fabriquer dans cet amas de duvet peu attractif. Mettez-vous à la place de l'acarien... Conclusion : rien de plus agréable et sain que le naturel, à condition d'acheter de la qualité.

Antibactérien ou antiacarien ?

Ne confondez pas les couettes « antibactériennes » et les « antiacariennes ». Les premières luttent contre certaines bactéries (surtout responsables de maladies respiratoires) et contre les champignons (moisissures). Pas mal. Mais les secondes évincent AUSSI les acariens, grâce à des fibres de garnissage traitées à l'acaricide. Seul souci : nul ne sait exactement si, à long terme, l'actif desdites fibres ne serait pas par hasard un peu toxique. Certains allergologues ont des doutes, mais les fabricants, eux, assurent qu'une telle couette peut massacrer des colonies entières d'acariens en une petite semaine. Bon. Pour les amateurs d'informations techniques, sachez qu'il existe deux façons d'éradiquer les acariens via une couette tueuse. Soit à l'aide d'un acaricide (benzoate de benzyle – c'est clair : le produit entre dans le corps de l'insecte et le tue), soit grâce à un produit anti-*aspergillus repens*, une moisissure indispensable pour la digestion des acariens. En son absence ils meurent de faim ! Ce deuxième procédé ne fait pas appel à un acaricide, les risques de toxicité sont donc plus faibles. Avons-nous vraiment besoin de tout cela ?

Le chiffre choc

Dans 1 kg de duvet (couette, oreiller), il y a **2 millions** de barbules pelucheuses imbriquées, entrecroisées, qui forment une couche d'air. Cette dernière s'adapte exactement à nos besoins : été, hiver, le confort parfait.

Nos conseils en +

- Choisissez l'option 100 % naturel, en duvet d'oie (le meilleur) et ne vous posez plus de questions. Conseil d'ami.
- Chaque jour, aérez à fond le lit, pendant au moins 2 heures. Si vous pouvez le laisser défait en partant le matin, ne vous gênez pas.
- Le linge de lit naturel (coton, percale de coton, satin de coton, soie) limite la transpiration. C'est essentiel. Car qui dit sueur dit prolifération bactérienne, vous le savez par cœur.
- Si vous voulez vraiment un textile « antiacariens », soyez très vigilants sur la qualité. De nombreux produits sont une arnaque totale. L'élu doit comporter le macaron « antiacariens » accompagné de la référence d'étude prouvant son efficacité. Évitez la pléiade de produits présentés comme « antiallergiques » sans préciser pourquoi ni comment. Au mieux, ils sont inefficaces, au pire, ils favorisent la transpiration, donc un mauvais sommeil et la prolifération d'acariens. Super !
- Changez chaque semaine draps, housses de couette, taies d'oreiller et compagnie. Pour la lessive, c'est 60°C (les acariens succombent à 55°C) mais un bon 90°C de temps à autre ne fera pas de mal.
- Aérez bien les oreillers et la couette, que vous pouvez nettoyer nettement plus rarement.

84 Plantes d'intérieur : de l'eau au compte-gouttes

Mini-réflexe, grands effets. Trop arroser ses plantes :

1) les noie

2) crée des poches d'eau stagnantes dans lesquelles les bactéries s'ébattent avec une immense joie.

Notre conseil en +

- Videz l'eau des soucoupes sous vos pots après chaque arrosage.
- Débrouillez-vous pour que la terre ne soit jamais détrempée.

85 Les bonnes plantes dépolluantes

On parle beaucoup de pollution extérieure, mais de plus en plus aussi, de pollution intérieure. Celle qui empoisonne nos bronches, notre peau, notre cerveau dans nos lieux de vie. L'air de nos maisons et bureaux est chargé de microbes divers, mais aussi de certains composés toxiques, les COV (composés organiques volatils). Aucun ne devrait dépasser un seuil dangereux pour l'organisme. En plus du ménage rigoureux, qui n'élimine pas les COV et peut même participer à leur augmentation, installer aux endroits stratégiques des plantes dépolluantes – et décontaminantes – est une excellente idée.

Où sont les COV ?

D'une manière générale, méfiez-vous des produits « qui sentent » (insecticides compris), et surtout de tous ceux qui portent une croix sur l'étiquette : elle signale la présence de substances particulièrement irritantes. Si vous les utilisez, faites-le avec parcimonie et toujours la fenêtre ouverte. Par exemple, les dissolvants, les produits de nettoyage à l'acétone, les produits vitrifiants, les vernis, la peinture, les cires, cosmétiques odorants et autres lotions… Mauvaise nouvelle, certains COV sont totalement inodores. C'est le cas de résidus d'insecticides, de minuscules particules rejetées par les photocopieuses et d'innombrables autres substances issues des cosmétiques, de la moquette, du contre plaqué, de la peinture sans odeur, des vêtements revenant du pressing, des revêtements intérieurs, des faux plafond, et même des corps vivants (humains et animaux). Il y en a même dans l'eau de la douche (chlore) ! La parade ? Les plantes dépolluantes. À raison d'environ 1 plante pour 10 m², on peut se débarrasser totalement du formaldéhyde, le COV le plus courant dans nos espaces de vie. Les feuilles des plantes absorbent les polluants, que des micro-organismes vivant dans les racines transforment en nourriture pour le végétal.

À CHAQUE POLLUTION…	… SA PLANTE
Microbes, moisissures et autres polluants (hors COV)	Conifères (pin, sapin, thuya…), dieffenbachia, bégonia, chrysantemum, géranium
Tabac (maison, bureau)	Sansevieria +++, chlorophytum, pothos dracanea

À CHAQUE POLLUTION…	… SA PLANTE
Electromagnétique (pièce à ordinateur ou matériel TV, hi-fi, vidéo…)	Cactus (il faut le placer à côté des sources électromagnétiques, pas dans un coin éloigné !)
Émanations de peintures, de détergents, de colles (moquettes…), de meubles en contre-plaqué, de mousses d'isolation, de teintures	Lierre +++ (palme d'or ! Il absorbe 10 µg de formaldéhyde et de benzène par centimètre carré de feuille, 7,3 µg de trichloréthylène par 24 h), aloe vera et ficus.
Solvants	Chrysanthème
Allergènes (confort respiratoire/asthmatiques)	Chlorophytum

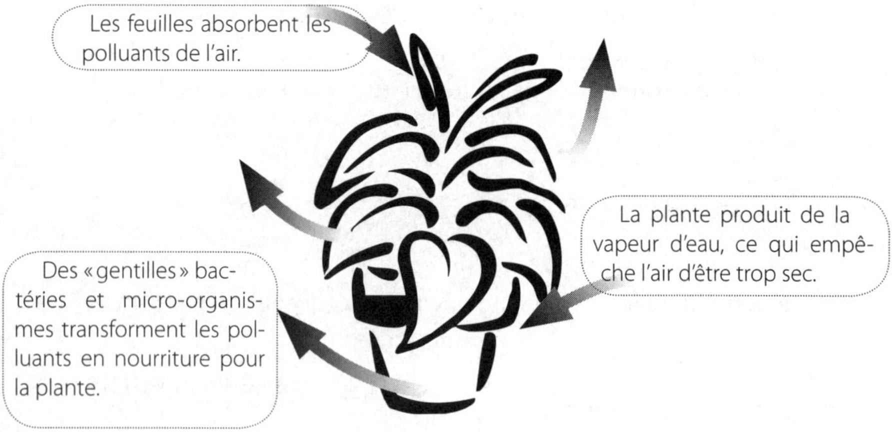

Nos conseils en +

- A-É-REZ !
- Non aux fausses plantes, vrais nids à poussière en plus d'être inutiles, bien sûr.
- Plus les plantes sont gourmandes en eau, mieux elles absorbent les COV. Cependant, prenez bien garde à ne pas laisser de moisissures se développer, notamment dans la terre...
- Privilégiez les matériaux nobles, comme la pierre et le bois. Au contraire, plastique, matériaux synthétiques, air confiné, désodorisants synthétiques, parfums d'ambiance, laques et parfums, tabac... sont responsables des 900 COV recensés à ce jour.

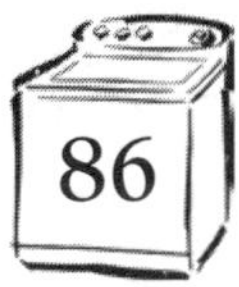

De l'eau de Javel dans le vase

Dans votre joli vase, il y a des jolies fleurs. Et des bactéries nettement moins jolies, nommées *Pseudomonas aeruginosa*. Très répandues dans tous les habitats, ces chéries s'attaquent à notre système respiratoire, pouvant mener les personnes déjà fragilisées à des situations dramatiques. Pour limiter voire éviter ce problème, il suffit de mettre quelques gouttes de Javel dans le vase et de changer l'eau très régulièrement.

Nos conseils en +

- D'autres eaux stagnantes domestiques sont un havre de paix pour *Pseudomonas*. Par exemple, les aquariums ou les terrariums, dans lesquels la Javel est bien sûr interdite. Peut-être serez-vous obligé de vous en séparer, si vos troubles respiratoires ne guérissent pas.

87 Un zoo au bureau

Le microbiologiste Charles Gerba, oui, encore lui, nous avait déjà rendus à moitié parano en 2004, en révélant des taux de microbes dans les bureaux à vous dégoûter d'aller travailler. Après avoir étudié la concentration bactérienne des principales surfaces que l'on « côtoie » sur notre lieu de travail, ses conclusions étaient : où que vous soyez, vous n'êtes pas seul ! Si en plus vous campez sur votre bureau, éparpillant miettes, projections de soda et compagnie, plusieurs millions de bactéries peuplent probablement chaque centimètre carré de votre bureau. Dont certaines, comme *Escherichia coli, Streptococcus, Salmonelle et Staphylococcus aureus*, peuvent rendre vraiment malades.

Nombre de germes par cm² au bureau

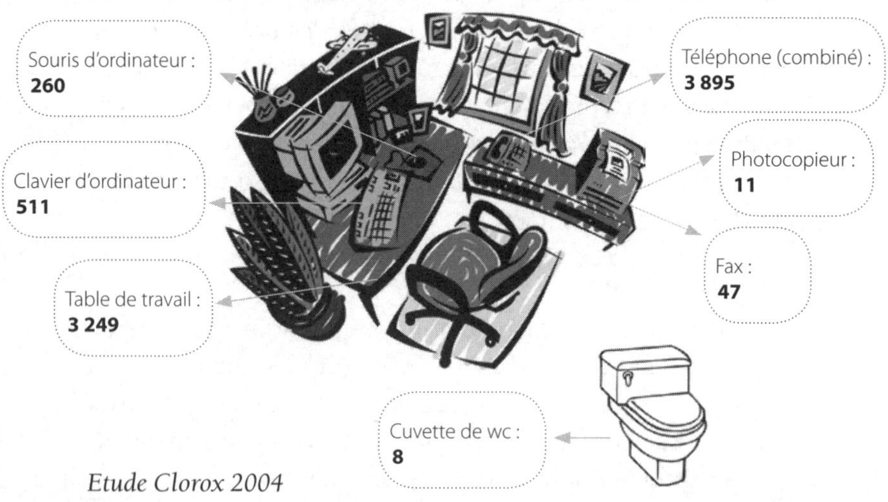

Etude Clorox 2004

Les hommes, les femmes et les microbes

Rebelote en 2007, toujours pour Clorox (produits désinfectants aux USA), qui s'intéresse cette fois à la parité. Au travail, les hommes sont-ils plus sales que les femmes, comme ce que chacun pense tout bas ? Point du tout ! C'est même exactement l'inverse : 3 à 4 fois plus de microbes squattent les bureaux des femmes. Stupeur : le Dr Gerba, autoproclamé « le policier des germes », aurait-il forcé sur la solidarité masculine ? Non, selon lui l'explication réside dans la double voire triple vie de la gent féminine : activité professionnelle + préparation des repas + s'occuper des enfants = large panel de germes. Bon, d'accord, il y a aussi le maquillage, un fard ou un fond de teint côtoyant facilement une pomme ou quelques carrés de chocolat dans le tiroir…

Déjà, les hommes se frottent les mains. Erreur. Car si les bureaux des femmes sont plus contaminés, ceux des hommes abritent des germes nettement plus dangereux ! Principalement sur leur assistant personnel numérique (vous savez, ces agendas type PDA qui tombent en panne pile quand il ne faudrait pas) ainsi que sur leur portefeuille, qui couve gentiment tout ce petit monde microbien, bien au chaud dans la poche arrière du pantalon…

Nos conseils en +

- Si vous ne voulez pas que votre bureau se transforme en zoo, nettoyez-le régulièrement. Ou au moins, rangez-le pour que la personne en charge du ménage puisse y accéder.
- Les 100 réflexes de ce livre s'appliquent aussi au bureau ! Se laver les mains régulièrement, mettre sa main devant sa bouche quand on éternue ou on tousse, etc.

- Aspirez, videz la corbeille (rappel : une corbeille est conçue pour accueillir le papier, pas les emballages gras ni les peaux de banane).
- Un portefeuille bien au chaud dans le noir d'une poche de pantalon, se comporte exactement comme une boîte de Pétri en laboratoire : les germes y croissent et multiplient avec entrain. Préférez les porte-monnaie, plus « propres », ou rangez votre portefeuille dans une sacoche, un sac à main ou au moins dans la poche intérieur d'une veste, loin de votre corps tout chaud.
- Le Korean Consumer Protection Board s'est ému du taux de contamination de nos souris d'ordinateur. Pire dans les cybers cafés, sans savoir où l'internaute précédant avait mis ses mains avant de tripoter le mulot ? Et pour en rajouter une couche, il arrive de grignoter quelques cacahuètes au bar dudit cyber café, ce qui brusquement en rappelle une bien bonne : celle de l'étude qui montrait qu'on retrouvait plusieurs traces de différentes urines dans un simple bol de cacahuètes « collectif ». Ça y est, vous vous souvenez ? Vous êtes mûr pour acheter la souris « sans germes » de la firme Iogear. Il fallait y penser ! Sa structure renferme des particules de dioxyde de titane et d'argent, deux métaux connus pour leur exceptionnel pouvoir antibactérien (mais aussi antiviral, antichampignon et antialgues, au cas où vous auriez des envies folles de travailler sur la plage).

88 Le bon mode de transport

Si vous vivez à proximité d'un périphérique ou d'une grosse route, méfiance. Selon Airparif (organisme de surveillance de la qualité de l'air en Île-de-France), les analyses sont formelles : la pollution du boulevard périphérique dépasse les bornes. Elle encrasse les poumons à 150 mètres à la ronde, et même 400 mètres dans le cas d'un échangeur. Et encore, les mesures ont été réalisées en automne et en hiver, hors « pic d'ozone » typiquement estival. Il faut dire que 270 000 voitures chaque jour sur le périph, 172 000 sur l'échangeur et 38 500 sur les Maréchaux, ça ne peut pas sentir la rose. N'allez pas croire que cette contamination, très nocive pour la santé (notamment des asthmatiques) est réservée à la capitale ! Tous les grands axes routiers sont concernés…

Nos conseils en +

- Vous espériez échapper à la pollution en vous calfeutrant dans votre voiture ? Il y a une justice : c'est dans l'habitacle que l'on respire l'air le plus vicié. Une application immédiate du pollueur-payeur.

NIVEAU D'EXPOSITION SELON LES MODES DE DÉPLACEMENT (PARIS)

Moyenne observée (en µg par m3)	Monoxyde de carbone	Monoxy- de d'azote	Dioxyde d'azote	Benzène	Toluène
Voiture	10	409	77	65	288
Bus	3	311	86	28	94
Vélo	3,2	167	71	35	127
Piéton	2,9	144	57	27	92
Métro	2,4	173	41	27	109

Source : La Santé et l'environnement, Mairie de Paris.

Les « bouchons » ont leur polluant : le monoxyde de carbone. Vous savez, celui qui tue chaque année 300 personnes dont le système de chauffage est défectueux ou mal réglé. Ce gaz, totalement inodore, devient très vite toxique, voire mortel, même à faible dose. En voiture, au cœur des embouteillages, maux de tête, fatigue, vertiges : c'est lui.

89 On retire ses chaussures avant d'entrer

Il y a eu l'ère de la moquette, puis celle du parquet… nous sommes au cœur de celle du carrelage et des revêtements textiles, suivis d'assez loin par les revêtements plastiques et les sols stratifiés. Un vrai patchwork de décoration ! Leur point commun, tous ces sols se font littéralement marcher dessus par ce qu'on trouve de plus sale : les semelles. Vaste terrain de jeu pour microbes imaginatifs jamais à court d'idées, le plancher des vaches est incontestablement la surface la plus sale de la maison. Il ne viendrait d'ailleurs à l'idée de personne d'y manger (sauf aux ados, mais ils aggravent leur cas en y laissant moult miettes de leurs biscuits préférés ou des micro-morceaux de pizza et de raviolis). Vous allez rétorquer que vous vous êtes essuyé les pieds consciencieusement sur le paillasson (exempt de microbes et de saleté, sans doute ?) et qu'au prix où vous avez payé vos chaussures, vous espérez bien qu'en plus elles ne vont pas salir votre maison.

Un vrai festin sous les semelles

Observons ensemble sous la semelle de n'importe quelle de vos paires de chaussures. Couleur indéterminée, texture à l'avenant, l'aspect général n'est pas des plus engageants. Et de quoi est donc faite cette poussière, que vous rapportez innocemment à la maison ? Restes d'excréments de chiens, de chats, d'oiseaux, de rats, poussières de terre, éventuellement œufs de parasites, particules de pollutions en tous genres, voire substances toxiques, radioactives contaminantes si votre métier vous expose à un tel environnement. À y regarder de plus près, les microbes sous vos semelles ont trouvé le bon filon. Encore une vraie cafétéria de luxe ! Car en marchant à droite à gauche, au restaurant, au magasin, dans le métro, vous avez récupéré un menu 3 étoiles pour ces messieurs-dames. À eux les sucres, amidon, protéines, matières grasses... Un vrai festin. Sans compter que si vous habitez ou fréquentez le Boulevard des Crottes, comme une bonne majorité des habitants urbains, vous pratiquez forcément le gymkhana, un sport collectif bien connu dans les grandes villes. Les yeux braqués sur le sol pour ne pas mettre le pied ou la roue (de Caddie, de tricycle, de landau, de poussette) dedans, vous n'êtes malgré tout pas complètement à l'abri du fléau. Et en rapporter même quelques traces chez vous n'est pas l'idée la plus fraîche.

> LE CHIFFRE CHOC
>
> Moins d'**1 personne** sur 2 désinfecte les sols de sa maison ou de son appartement.

Nos conseils en +

- Pieds nus, en chaussettes ou en chaussons (qui ne sortent pas dehors, même pour aller à la boîte aux lettres !), c'est plus hygiénique. Surtout si vous avez de la moquette ou des tapis.

- Un sol s'aspire, se brosse, se balaie ou se lave. D'accord. Mais aussi, de temps en temps, il se désinfecte. Surtout si l'un, ou plusieurs, des membres du foyer possède 4 pattes : chats et chiens adorent gratter la terre, traîner ici et là, jouer avec d'autres animaux, et rapporter des « invités-surprise » à la maison…
- Pour faire d'une pierre deux coups, utilisez un nettoyant sol avec Javel intégré. C'est le plus simple… Car la Javel seule ne lave pas, vous le savez depuis la p. 134. Incollable, vous êtes !

90 Les animaux ne sont pas des peluches

La Palice n'aurait pas fait mieux : les animaux ne sont pas de la même espèce que nous. Rien de grave, mais il ne faut pas les confondre avec des peluches. Leur salive renferme des protéines allergisantes pour nous (chats notamment), leurs fréquentations nous feraient frémir d'horreur - ils adorent courser les blattes, se vautrer sous les meubles, jouer avec un cadavre d'oiseau ou de souris, batifoler avec d'autres animaux, traîner dans les poubelles, se rouler dans le caniveau, voire manger leurs excréments (lapins). Et même ceux qui restent à la maison, en cage, sont loin d'être blancs comme neige côté microbes, ne serait-ce que parce qu'ils hébergent un nombre incalculable de bactéries dans leurs intestins. Rien de grave pour des humains en bonne santé, à condition de se plier aux 100 réflexes de ce livre. Mais pour les personnes fragiles ou « à risque », c'est une autre histoire. Un virus transmis par un animal peut être inoffensif chez l'homme sain… et mortel chez la personne immunodéprimée (par exemple chez celles recevant un traitement immunosuppresseur). Il serait vraiment dommage de courir des risques inutiles. Pour eux, les spécialistes sont formels : mieux vaut éviter les animaux. Y compris les NAC (Nouveaux animaux de compagnie), tels que les petits rongeurs, les insectes exotiques et les reptiles qui, malgré leur air placide, peuvent transmettre pas mal de microbes. Ainsi, Ninja, la tortue de Floride n'hésite pas à disséminer dans l'eau de son terrarium un copieux paquet de salmonelles et les enfants, qui tripotent ce débonnaire animal, ne se lavent pas forcément les mains avant de les porter, ensuite, à la bouche. Sans parler des serpents, souvent venimeux (même si on vous affirme le contraire), des iguanes, à la peau littéralement tranchante…

Nos conseils en +

- Tous les animaux sont déconseillés dans une maison où vit une personne malade, âgée, une femme enceinte, un allergique. En dehors des soucis bactériens, ils peuvent déclencher des allergies après des années de cohabitation apparemment sans histoire. Oui, on peut devenir allergique du jour au lendemain, parfaitement !

91 Sans pitié avec les poux

C'est la rentrée. Des classes et des poux. Quoique comme on dit, il n'y a vraiment plus de saison, et pour les poux, il n'y en a jamais eu ! C'est parce que rentrée des classes rime avec promiscuité que la colonie des poux se fait davantage remarquer. Mais les ventes de produits antipoux se portent bien au printemps aussi, merci.

Reprenons à la base. Un pou, c'est quoi exactement ? Une petite bête qui marche, mange et se reproduit sur notre tête. Elle ne saute, ne vole ni ne nage : juste, elle se tient prête à agripper le premier nouveau cheveu qui passe et à s'y accrocher comme si sa vie en dépendait. En fait, sa vie en dépend, car hors tête humaine, un pou ne survit que quelques heures ! Pas moyen donc de se lancer dans l'élevage de poux hors tête, ça ne marchera pas. Ce bêta, privé de son biotope, meurt de faim, de soif, de maladresse en fait. Alors que sur notre cuir chevelu, c'est le bonheur ! Il se prélasse sur notre cuir chevelu, pompant tranquillement notre sang pour se nourrir. Les conditions atmosphériques (chaleur + humidité) sont tout simplement idéales pour qu'il se reproduise : nous couvons avec gentillesse ses œufs (lentes) et c'est bien normal qu'il cherche à rester. Lorsqu'on commence à le voir dévaler les pentes de nos cheveux, c'est qu'il a décidé de s'installer ailleurs, donc d'attraper un « autre » cheveu. C'est comme ça que démarre une épidémie.

Shampooing maison antipoux

Donc, épidémie il y a, et vous priez Marie, Joseph et leurs amis pour ne pas en attraper, ni que vos chères têtes blondes en rapportent à la maison. La religion ne peut rien pour vous, ni aucun geste préventif en fait. Comprenez bien que le grand truc du pou, c'est de passer d'une chevelure à l'autre, principalement à la faveur d'un contact. Plus qu'un passe-temps, cette activité est programmée dans ses gènes. Donc s'il a décidé de vous choisir, vous êtes presque cuit. À moins que vous filiez acheter un flacon d'huile essentielle d'arbre à thé. Versez-en 10 gouttes dans une dose de shampooing habituel et lavez-vous les cheveux avec chaque jour pendant 3 à 4 jours. Puis continuez à laver vos cheveux avec votre shampooing habituel, en versant dans votre « dose » 3 gouttes d'arbre à thé. Ne vous inquiétez pas, cette huile essentielle n'est ni agressive ni nocive, au contraire elle est antiseptique et assainissante. Mais si par hasard vous êtes allergique (on ne sait jamais), par pitié, n'achetez pas de shampooing antipoux chimique, qui ne sert qu'à taquiner le pou et à l'habituer aux traitements, sans le tuer. Là, c'est huile essentielle ou rien !

Le chiffre choc

5 à 20% des écoliers (et éventuellement de leurs parents ou frères et sœurs !) ont des poux au moins une fois. Et lorsqu'on a des « cheveux à poux » (oui, ça existe bel et bien), on peut en attraper plusieurs fois dans l'année. Une situation qui n'a strictement aucun rapport avec l'hygiène.

Les papoux en chasse

La mode des pesticides chimiques ultraviolents, qui agressaient autant le cuir chevelu, nos bronches et l'environnement que les poux, est bel et bien révolue. Exit les organochlorés (les poux font de la résistance), les organophosphorés (dérivés des gaz de combat), le pyrèthre (efficace mais qui risque de… faire tomber les cheveux !). Place aux traitements naturels… doux pour nous et fatals aux poux : les huiles végétales et les huiles essentielles. C'est bien connu, le pou se moque comme de l'an 40 des douches, bains et autres séances de natation : il lui suffit de fermer ses opercules respiratoires, de se mettre en apnée, et d'attendre que ça passe. En revanche, pour son malheur, lesdits opercules ne sont pas étanches… à l'huile : elle s'infiltre dans la brèche et le fait périr dans d'atroces souffrances. Des photos épouvantables de pou en proie à une simple huile végétale sont sans équivoques : son tube digestif éclate, il y a du sang partout dans la bête, c'est l'hémorragie, jusque dans ses petites pattes. Fini de rire pour les poux. On aurait presque pitié. Et ce n'est pas fini : l'huile dissout l'espèce de colle qui sert aux lentes pour rester bien en place, en attendant de devenir un joli pou. C'est vrai, c'est horrible, mais on n'a pas vraiment le choix : c'est eux ou nous. Les traitements à base de silicone fonctionnent sur le même principe et sont très efficaces, inodores, incolores et sans risque aussi.

Nos conseils en +

- Il existe différentes familles de poux. Ceux de la tête, dont il est question ici. Ceux du corps, qui portent mal leur nom puisqu'ils vivent en réalité uniquement dans les vêtements des personnes en mal d'hygiène (on trouve ce fléau surtout chez les SDF). Et enfin les morpions, que l'on attrape seulement lorsqu'on se rapproche de très très près de quelqu'un qui en a aussi, mais c'est un autre sujet. Les poux des cheveux ne sont pas vraiment une maladie, juste une infection bénigne dont il faut impérativement se débarrasser.
- Incroyable mais vrai : sur les cheveux blonds, les poux sont blonds. Et sur les cheveux bruns, ils sont… bruns, bravo ! Ouvrez donc l'œil, et même les deux. Quant aux Chinois ou aux Japonais, il paraît qu'ils n'en attrapent pas… La chance !
- Proverbe de bac à sable : « si tu joues avec les filles, t'attraperas des poux ». Même pas vrai ! Car bien sûr, les cheveux des filles sont (théoriquement) plus longs, donc offrent une meilleure prise aux poux. Mais en réalité, autant de filles que de garçons en attrapent alors…

- Si vous avez des poux, ne vous appliquez pas de mayonnaise ou de vinaigrette sur la tête sous prétexte que c'est gras. Seule une huile fine est capable de pénétrer les opercules de la bête. L'huile de coco est idéale, mais avec des huiles essentielles antiparasitaire (comme celle d'arbre à thé mentionnée plus haut), c'est encore mieux. Les produits antipoux naturels d'aujourd'hui revendiquent 100 % de réussite (qui dit mieux ?). Ils renferment à la fois des huiles végétales (coco, noix de cajou) et des huiles essentielles aux propriétés insecticides (eucalyptus, géranium, arbre à thé, lavande, citronnelle, cèdre...). C'est LA solution.
- Tuer les poux, c'est bien. Tuer les lentes (leurs œufs), c'est indispensable aussi ! Sinon le cycle recommence. D'où les applications en diverses étapes.
- Parents, peignez vos enfants ! Inspectez régulièrement leur tête, surtout en cas d'épidémie de poux. C'est **très** important ! Un geste d'éducation sanitaire de base, et si nous n'en sommes plus au stade où l'on s'épouille, cette façon élégante d'observer le cuir chevelu de votre enfant permet de maîtriser rapidement un problème s'il survient. Profitez-en pour dédramatiser, lui dire que ça n'est pas de sa faute s'il a des poux, qu'il n'est pas sale, etc. Expliquer que justement, les poux résistent à l'eau et au savon. Ce n'est pas une raison pour sécher la douche...
- Les peignes antipoux ont une réelle utilité, démontrée dans diverses études. Insuffisants pour traiter une infestation, ils jouent cependant un rôle important.
- Autres conseils classiques : ne pas se prêter de vêtements (bonnets, cagoules, écharpes, chouchous, etc.). Laver les textiles « à risque » (draps, taies d'oreiller) à 60°C, passer l'aspirateur régulièrement, mettre le doudou au

congélateur pour la nuit (12 heures à - 20°C devraient clairement tempérer ses ardeurs), etc. Mais la plupart de ces recommandations traditionnelles laissent dubitatifs les spécialistes, pour qui un pou hors tête est un pou mort (ou presque). Enfin, abondance d'hygiène ne nuit pas, dans ce cas.

- Cheveux longs ? Attachez-les.
- 1 pou repéré ? Traitez immédiatement. Et faites examiner toutes les chevelures du foyer. Une semaine collective de shampooing antipoux (aux huiles essentielles !) n'est pas superflue, loin de là.
- Ados ? Vive les gels coiffants ! Les poux ne les apprécient guère et préfèrent s'agripper aux cheveux « nature ».
- Dernier recours ? La boule à zéro…

Je ne prends pas la mouche

Imaginez qu'au moment de passer à table, vous vous asseyez confortablement, face à votre assiette, observez avec appétit ce qui s'y trouve et hop ! Vous vomissez. Puis avalez ensuite le tout : vomi et steak/frites. Étrange non ? Eh bien sachez que cette détestable habitude est celle de la mouche. Oui, celle qui est posée sur votre quignon de pain, là. Et qui va aller faire un tour sur votre part de brownie.

La pauvre, il faut dire qu'elle n'a pas trop le choix : sans dents ni organes digestifs dignes de ce nom, elle est obligée de prédigérer sa nourriture en l'inondant de sucs digestifs, pour finir par absorber uniquement de l'alimentation liquide. Miam ! Au passage, elle vous laisse en héritage « quelques » bactéries relatives à son précédent repas (puisqu'elle régurgite en partie ce dernier pour se régaler du suivant). Sans compter toutes celles qu'elle trimbale à son insu, bien agrippées aux poils gluants de ses pattes.

En attendant, elle fait ce qu'elle veut, mais vous, vous devriez protéger votre assiette, parce que la perspective de manger du vomi de mouche est assez peu enthousiasmante, de même que de profiter des germes installés sur ses poils aux pattes, lesquelles ont pu se poser sur à peu près n'importe quel « terrain » : excréments d'animaux, charognes, trottoir, fleurs, fumier... Beurk. Comme on ne sait pas trop où elle a batifolé avant de venir taquiner votre mie de pain – et qu'entre nous, mieux vaut ne pas trop le savoir – il n'est plus question d'entendre une mouche voler, et encore moins de la voir se poser.

Fast-mouche

Plus grave, une étude portant sur plus de 400 mouches domestiques a montré que chacune d'entre elles voletaient chargée de 1 250 000 bactéries, récupérées à droite à gauche. Rebeurk. Peut-être encore plus grave, une autre étude* précise que notre insecte adoré peut véhiculer des bactéries résistantes aux antibiotiques. Des chercheurs américains ont ainsi retrouvé des germes potentiellement virulents et antibiorésistants dans des aliments servis en restauration. En explorant le tube digestif de 260 mouches récupérées dans divers fast-foods, ils ont découvert que près de 90 % d'entre eux recelaient des bactéries de type *Enterococcus faecalis*, lesquelles présentent des taux variés de résistance à la tétracycline, l'érythromycine, la streptomycine, la ciprofloflaxine et la kanamycine.

---

* *Chercheurs de l'Université d'État du Kansas, Applied and Environmental Microbiology, juin 2006.*

LE CHIFFRE CHOC

Entre avril et août, une mouche peut avoir **191 010 000 000 000 000 000** descendants si tous ses enfants ont survécu et se sont reproduits.

Nos conseils en +

- Protégez tout ce qui concerne la nourriture : aliments eux-mêmes (sous un film plastique), verres, serviettes de table, nappe, surfaces de travail en cuisine… Moins elles traînent sur votre territoire culinaire, mieux ça vaut.
- Une mouche sur un aliment ? Si elle s'y est posée, c'est déjà « trop tard ». Chassez-la, bien sûr, mais par prudence, retirez aussi la partie touchée de l'aliment.
- Rangez, nettoyez au fur et à mesure, ne laissez pas de poubelles traîner chez vous ni autour de la maison.
- Les mouches aiment la chaleur. Plus il fait frais, moins elles font les fières. Et à 5°C, il n'y a plus personne : elles meurent. Dans le Sud, les constructions traditionnelles qui « gardent » le frais sont donc intelligemment conçues. À défaut, la climatisation peut calmer leurs ardeurs si vous avez l'impression qu'elles investissent le terrain.
- Chez nous, le problème de la mouche est plus gênant que véritablement dangereux. Mais dans certains pays du monde, pas plus éloignés que l'Afrique du Nord, la mouche est l'un des vecteurs contaminants les plus redoutés. Les organismes de santé mondiaux savent qu'elle transmet tuberculose, typhoïde, gastro-entérite, choléra, maladie du sommeil (mouche tsé-tsé)… Ce n'est pas pour rien que l'attaque des mouches figure

parmi les 10 plaies d'Égypte. Alors en voyage, redoublez de prudence…

93 Vermifuger son animal, c'est protéger sa santé

Il faut bien comprendre une chose : le « mal » ne vient pas forcément du dehors, ni des autres animaux. D'ailleurs, si l'on considère les choses sous cet angle, votre propre animal est une menace pour ceux des voisins. La contamination se fait bien plus souvent par des germes inoffensifs pour l'animal, colonisant naturellement ses poils, sa peau ou son intestin, et se révélant dangereux seulement pour l'homme. Ou encore, la mère a fort bien pu transmettre une maladie à ses petits, alors même qu'elle n'avait aucun symptôme. Ou enfin, certains parasites provoquent certains symptômes chez les animaux, et d'autres chez nous.

Par ailleurs, les parasites sont très rusés et déploient des stratégies extraordinairement ingénieuses pour parvenir à leurs fins, c'est-à-dire coloniser de nouveaux organismes, dont le vôtre peut-être. C'est le cas du ténia (ver solitaire) par exemple, qui peut très bien profiter d'une tendre séance de léchouilles sur les mains ou le visage avec Médor pour s'incruster dans votre organisme.

Pour prévenir au moins l'infestation par les parasites, vermifuger son animal est nécessaire. Ne vous faites pas tout un monde du traitement : il est tout simple, certains produits s'appliquant tout bonnement sous forme de quelques gouttes sur la nuque du « patient ». Évidemment, la vermifugation est d'autant plus nécessaire que l'animal traîne dehors.

Nos conseils en +

- Si vous venez d'acheter un animal, vermifugez-le tout de suite, recommencez 15 jours plus tard. Puis conformez-vous au planning suivant.
- **Planning de vermifugation**
  - Chatons et chiots : toutes les 2 semaines jusqu'à 3 mois, puis 1 fois par mois pendant 6 ans.
  - Chats et chiens adultes : 2 (si appartement) à 4 fois (si sorties fréquentes, surtout si castrés) par an.
  - Chatte : 1 mois après les chaleurs, avant la naissance puis en même temps que les chatons.
  - Chienne : avant l'accouplement (si possible !), en tout cas à la mise bas puis 3 semaines après la naissance des chiots.

94 Aucun animal ne me rendra malade !

Une zoonose, c'est une maladie que les animaux transmettent à l'homme. Tous les animaux : moustiques, tiques, acariens, rongeurs sauvages ou hamsters en cage, tortue de Floride ou Yorkshire, hippocampes, chats, chiens, chevaux… Par le biais de griffures, léchouilles simple caresse ou même, plus sournoisement, en souillant l'herbe, le sable ou la moquette, le lit, le canapé, ils peuvent nous inoculer bactéries, virus, champignons et autres parasites. Vous avez sans doute entendu parler de la rage, mais il y a aussi la maladie des griffes du chat, la leishmaniose, la gale, la brucellose, la teigne, la fièvre Q, la peste, la dengue, et même… la grippe ! Et encore le sodoku (ne pas confondre avec le sudoku), le chikungunya et bien d'autres encore.

Une tique ne donne pas forcément la maladie de Lyme !

Il ne faut pas les craindre irrationnellement : une tique qui pique ne donne pas forcément la maladie de Lyme. Nous évoquons juste ici quelques vecteurs potentiels tout à fait courants. Et même, de plus en plus fréquents, pour diverses raisons.

- Nous voyageons de plus en plus : 110 millions d'êtres humains se déplacent chaque année d'un pays à l'autre. En outre, les insectes (notamment les moustiques) ne se gênent pas pour prendre l'avion, le bateau, la voiture, le train avec nous et s'inviter sur notre sol. Des maladies autrefois considérées comme « lointaines » ne le sont plus aujourd'hui.
- Nous profitons plus qu'avant de la nature (randonnées, promenades le week-end), et notamment de la forêt « profonde ». Nous aménageons des zones qui ne l'étaient pas, nous protégeons la nature.
- Les zones pavillonnaires se construisent comme des petits pains. Qui n'a pas son bout de jardin, avec le chien, les puces et les tiques livrées avec ?
- Nous n'avons jamais eu autant d'animaux domestiques. Près d'1 famille sur 3 vit avec (au moins) 1 animal de compagnie.
- Ces dernières années, le statut de l'animal de compagnie a considérablement évolué. Membre à part entière de la famille, il côtoie parfois les convives à table, possède presque toujours une place attitrée sur le canapé ou le lit, étend souvent son territoire bien au-delà des limites acceptables sur un plan hygiénique.

Ces changements de comportements, associés aux dérèglements climatiques (hivers trop doux, intersaisons « bizarres », grosses pluies et longues sécheresses, températures loufoques, etc.), favorisent la prolifération d'insectes et de petits animaux responsables de bien des zoonoses.

> LE CHIFFRE CHOC
>
> Une morsure ou un léchage (chat ou chien) sur une petite plaie peut transmettre à l'homme jusqu'à **16 bactéries** différentes (en moyenne, c'est « seulement » 5).

Nos conseils en +

- Ne marchez pas pieds nus dehors (sable, boue, herbe) : des animaux (chiens, chats, rongeurs…) ont pu y déposer des petits vers intestinaux, ou des œufs de ces mêmes vers.
- Au parc, préférez les surfaces « dures » plutôt que les bacs à sable.
- De retour du parc ou d'une balade nature, c'est lavage de mains obligatoire pour tous. Si vous passez la journée dehors, emportez des lingettes pour vous désinfecter les mains avant de pique-niquer.
- Lavez-vous systématiquement les mains après une séance de caresses. Ne caressez pas un animal pendant que vous êtes à table.
- Ne laissez pas un chien vous lécher les mains, et encore moins le visage (surtout la bouche !).
- Interdisez la chambre (surtout celle des enfants) aux animaux.
- Nettoyez très régulièrement la litière, la cage, l'aquarium de vos compagnons.
- Désinfectez immédiatement toute griffure, même superficielle. Et toute morsure, bien sûr.

- Ne vous baignez pas en lac, en rivière ou même en mer si vous avez des blessures.

Les chiffres chocs

Rien qu'à Paris, nos 150 000 amis-chiens parisiens nous font cadeau de **16 tonnes** de crottes chaque JOUR. Responsables de 650 accidents de piétons chaque année. Coût de la contravention si le maître se fait « prendre », ce qui somme toute est assez rare : 183 €. Ça fait cher la crotte de chien ! À Lyon aussi, on est excédé par les crottes, il faut dire que la blague coûte près de 600 000 € par an à la municipalité (donc aux habitants). En 2003, la ville a disséminé 10 000 fausses crottes en plastique rouge dans les rues les plus fréquentées, avec pour but de sensibiliser les propriétaires de chiens. Sans grand succès apparemment…

La direction Générale de la Santé a publié un document listant les zoonoses les plus courantes en France, surtout en été (période de risque : on se balade dans la nature, pieds nus, bras nus, etc.). Si vous avez un animal domestique et/ou que vous vivez en zone proche de la nature et/ou que vous êtes un fervent randonneur, soyez attentifs, ne prenez pas les informations des pages suivantes à la légère. Surtout si vous êtes déjà malade ou avez un système immunitaire déprimé (sida, traitement immuno-suppresseur…).

Je ne ramasse pas de végétaux sauvages près du sol

J'échappe à quoi ?

L'échinococcose alvéolaire.

Ça s'attrape où ?

Dans le Massif Central et en Franche-Comté. Les animaux infectés (chiens, renards) ont pu souiller de leurs déjections les végétaux à leur portée.

Comment ça se manifeste ?

C'est tout le problème : la maladie peut passer inaperçue, sauf si vous avez la « chance » de faire une jaunisse, de maigrir sans raison et d'avoir de la fièvre. L'infection s'attaque au foie et peut être très dangereuse, voire mortelle.

Nos conseils en +

- Ne consommez pas de salades ni de baies sauvages, surtout ramassées près du sol. Méfiez-vous aussi des légumes du potager, pour les mêmes raisons. Il faut au moins laver tout cela très soigneusement avant consommation.
- Ne vous lancez pas dans des travaux en plein air (jardinage « actif » compris) sans gants, et surtout lavez-vous les mains tout de suite après. Dans ce cas précis, les lingettes antibactériennes sont très utiles si vous êtes loin de tout sanitaire.
- Empêchez votre animal de vous lécher après avoir fait sa toilette anale.

96 Je ne joue pas avec les rongeurs

J'échappe à quoi ?

La fièvre hémorragique avec syndrome rénal.

Ça s'attrape où ?

Dans le quart Nord-Est de la France. C'est principalement en inhalant des virus dissimulés dans des crottes de rongeurs que l'on s'expose à cette zoonose.

Comment ça se manifeste ?

Par des douleurs et des troubles de la vue.

Nos conseils en +

- Ne pénétrez pas dans une maison « abandonnée » ou longtemps fermée, principalement en bordure de forêt, car des rongeurs ont pu y habiter.
- Ne touchez aucun rongeur sauvage (mort ou vivant) sans gant.
- Évitez aussi de manipuler à mains nues du bois ou de travailler la terre en forêt, alors que vous avez une coupure ou une égratignure. Portez impérativement des gants ou, au moins, un pansement hermétique.
- Dératisez régulièrement immeuble, maison, abords de la maison.

97 Moustiques, une bonne claque avant qu'ils piquent

J'échappe à quoi ?

La leishmaniose.

Ça s'attrape où ?

Dans le Sud de la France, principalement sur le pourtour méditerranéen. La maladie est transmise par un moustique bien précis, le phlébotome, qui pique d'abord un animal infecté avant de venir vous inoculer l'infection.

Comment ça se manifeste ?

Fièvre, pâleur et augmentation du volume de la rate pour la forme viscérale (enfant). Lésions sur le bas du visage et les avant-bras pour la forme cutanée.

Nos conseils en +

- Protégez-vous des moustiques, coûte que coûte. Vive l'huile essentielle de citronnelle (très efficace, mais il faut en remettre souvent), les insecticides et les moustiquaires !

98 Baignade sous haute surveillance

J'échappe à quoi ?

La leptospirose.

Ça s'attrape où ?

Dans les milieux chauds et humides – l'eau est un bon vecteur – par le biais d'une plaie sur la peau ou sur une muqueuse. Les bactéries se transmettent via l'urine de l'animal infecté ou par une morsure.

Comment ça se manifeste ?

Les signes sont si variés qu'ils sont considérés comme « non spécifiques », en d'autres termes, vous risquez de penser à tout sauf à ça. Excepté si vous êtes victime d'une forme aiguë : septicémie, méningite et jaunisse.

Nos conseils en +

- Ne vous baignez pas en eau douce si vous avez des plaies, coupures, égratignures.

En forêt, sortez « couvert »

J'échappe à quoi ?

La maladie de Lyme.

Ça s'attrape où ?

Dans le quart Nord-Est de la France. Les tiques se dissimulent sur le sol ou dans les herbes (surtout en forêt) et sautent sur vous lorsque vous passez près d'elles. En vous piquant, elles risquent de vous infecter.

Comment ça se manifeste ?

Sur la peau, par un gros bouton rouge vif qui semble s'étendre, mais sans faire mal. La maladie de Lyme est plus impressionnante que grave, à condition de la traiter rapidement. Sinon on risque une très grosse fatigue et des douleurs articulaires (genoux et hanches surtout) pendant des mois, voire plus longtemps : il est très difficile de traiter lorsque la bactérie a migré dans les articulations. Autre perspective peu réjouissante : de graves problèmes cardiaques, nerveux, de vue, une paralysie faciale ou une méningite…

Nos conseils en +

- Dans les régions « à tiques », on sait bien qu'il ne faut jamais se promener en forêt sans de solides chaussures montantes, des chaussettes encore plus montantes et, mieux encore, un pantalon. L'idéal est de couvrir toute la jambe.
- Porter un couvre-chef (casquette) est utile pour éviter les tiques des oiseaux, qui se laissent tomber des arbres sur votre tête… mais ce ne sont pas elles qui véhiculent la maladie de Lyme.
- Trop tard, vous êtes piqué ? Retirez la tique le plus rapidement possible. On a longtemps dit qu'il fallait éviter de casser le rostre (la tête), mais les vétérinaires estiment aujourd'hui que cela ne change pas grand-chose. L'important est d'éliminer la bestiole. Et soyez attentif à votre état général : en l'absence de symptômes, aucun traitement n'est nécessaire. Sinon, ne tardez pas à le mettre en route.

Marcher en grosses chaussettes et en pantalon long

J'échappe à quoi ?

En dehors de la maladie de Lyme (voir réflexe n° 99), la méningoencéphalite européenne à tique.

Ça s'attrape où ?

Il n'y a pas de lieu géographique particulier, car n'importe quelle tique peut en être porteuse. Mais l'Alsace-Lorraine reste la zone géographique de prédilection des tiques.

Comment ça se manifeste ?

Un syndrome grippal avec fièvre puis plus rien. Puis à nouveau un syndrome grippal, mais d'une forte intensité cette fois, accompagné d'importantes douleurs musculaires susceptibles de dégénérer en troubles neurologiques graves (méningite, encéphalite).

Nos conseils en +

- Reportez-vous aux conseils « antitique » précédents (maladie de Lyme).
- Attention, on peut aussi attraper cette maladie en consommant du lait cru non pasteurisé (cas rares) : n'en buvez pas si vous êtes fragile.

101 Les animaux agressifs peuvent être doublement dangereux

J'échappe à quoi ?

La rage. Eh oui ! Cette maladie a beau être rarissime aujourd'hui, mieux vaut être conscient qu'une fois attrapée, la maladie est mortelle dans 100 % des cas. Sporadiquement, les autorités lancent une alerte, comme en 2003 dans la région lyonnaise (1 enfant contaminé ayant joué au Gabon avec un chien non vacciné), ou en 2004 en Gironde.

Ça s'attrape où ?

Normalement, pas en France. Sinon, n'importe où, dès lors qu'on se fait mordre, griffer ou même lécher une plaie par un animal infecté (chien, chauve-souris). Le virus se trouve dans sa salive. Il ne traverse pas la peau saine et ne se transmet pas d'humain à humain.

Comment ça se manifeste ?

Des convulsions, des gestes irrépressibles, des hallucinations. Puis une très grande soif (mais une peur de l'eau encore plus grande), associée à une fièvre élevée. La mort survient en 6 jours maximum.

Nos conseils en +

- À l'étranger, ne vous approchez pas des animaux dont le comportement vous paraît étrange et agressif. Méfiez-vous également des chauves-souris. Dans le doute, en cas de morsure par un animal « suspect », faites-vous vacciner immédiatement (dans les heures qui suivent). Les 20 cas de rage humaine déclarés en France depuis 1977 avaient tous été contractés à l'étranger.

> LE CHIFFRE CHOC
>
> **2 ans** : c'est le temps d'incubation maximum de la rage (oui, on peut développer les symptômes 2 ans après avoir été mordu !)… mais cette durée peut aussi être ramené à seulement 10 jours. Il en va de même pour bien des zoonoses : certaines se manifestent sur le champ, d'autres surviennent bien plus tard, brouillant les pistes…

102 De bonheur, roulons-nous dans la boue !

Allez, maintenant on peut bien vous le dire : certaines bactéries ne veulent que notre bonheur. Une étude autant étonnante que réjouissante vient renforcer la « théorie hygiéniste » dont nous parlions p. 15. À savoir : la traque systématique aux bactéries est non seulement vaine mais… contre-productive. Il semblerait bien qu'une certaine dose de bactéries soit nécessaire à notre bonne santé physique, mais aussi mentale ! Tout a commencé avec des patients cancéreux traités avec des *mycobactéries vaccae*, qui rapportaient se sentir nettement mieux, affirmant que leur qualité de vie était bien meilleure. Le Dr Chris Lowry et son équipe de scientifiques de l'Université de Bristol (UCL, Londres), alertés, ont cherché la raison de ce soudain mieux-être. Ils ont trouvé : ces bactéries pleines de bonne volonté stimulent la sécrétion de sérotonine (substance de la joie de vivre) dans notre cerveau, exactement comme le font les médicaments antidépresseurs ! Une étude parue en mars 2007 dans le journal scientifique *Neuroscience*, qui ravit les paresseux peu portés sur le plumeau, et tous les convaincus de l'écosystème familial.

Et où trouve-t-on ces divines bactéries, que je m'en procure ? Dans la poussière et la boue, madame, dans la saleté, celle que l'on s'efforce d'éliminer en permanence, d'aspirer, de récurer. Ferions-nous notre propre malheur à coup d'aspirateur ? Voire. Car vous l'avez bien compris, tout est question d'équilibre. Le Dr Chris Lowry et son équipe de conclure : « Je me demande si nous ne devrions pas tous passer plus de temps à jouer dans la boue ! » Si ça peut nous mettre de bonne humeur, pourquoi pas ?

LE MOT CHOC

Vous souffrez de la phobie de la poussière ? Vous êtes amatophobe ou koniphobe.

Nos conseils en +

- Halte là ! Ne jetez pas dans la benne à ordures tout votre attirail de ménage, vous iriez au-devant de graves ennuis. En revanche, n'en faites pas une maladie si parfois vous « sautez » un jour de ménage. Personne n'en mourra, cela pourrait même bien vous redonner le sourire aux lèvres…
- « Souviens-toi que tu es poussière et que tu retourneras en poussière… »

Annexes

Lexique

Antibiorésistance

Selon l'Organisation mondiale de la santé (OMS), certains de nos antibiotiques ne seront plus efficaces d'ici 10 à 20 ans. C'est que du côté des bactéries, la résistance s'est organisée : ces microbes envahisseurs sécrètent désormais des « anti-antibiotiques » pour se protéger. Et du côté des laboratoires, rien de vraiment nouveau ni de fantastique ne semble au point. Dans cette course engagée entre les bactéries et les pharmacologues, les premières gardent toujours une longueur d'avance. L'ère des antibiotiques touche probablement à sa fin, et ce notamment pour cause d'usage trop intensif. La France, rarement à la traîne dès qu'il s'agit de ce genre de records, s'offre un double titre mondial : celui du plus gros consommateur d'antibiotiques ET du plus grand nombre de victimes de bactéries résistantes. Sans compter que l'abus d'antibiotiques semble réserver d'autres mauvaises surprises. Ainsi, la très sérieuse Association américaine de médecine signale que ces médicaments augmentent le risque de… cancer du sein. Sans pouvoir en expliquer exactement la cause, les faits sont pourtant là.

Antisepsie

Un produit est antiseptique lorsqu'il tue, élimine ou inactive les germes, parasites, bactéries, virus jusqu'à un certain seuil et de façon temporaire.

Bactérie

Comme les virus, les bactéries sont des microbes (voir ce mot). Mais elles diffèrent d'eux sur bien des plans. D'abord, les bactéries étaient les premiers êtres vivants sur terre, soit il y a 3,8 milliards d'années. Autant dire que depuis le temps, si elles sont toujours là, c'est parce qu'elles ont su s'adapter. Elles sont donc intelligentes au sens propre du terme. Très intelligentes, même. Mille fois plus grosses que les virus (1 à 2 micromètres), elles peuvent se reproduire seules. C'est même d'ailleurs précisément ce qu'on leur reproche, lorsqu'elles nous rendent malades... Ce qui n'est pas si fréquent, quand on y pense : à peine 1 bactérie sur 1 000 présente un danger pour l'homme ! Certaines d'entre elles sont même tout à fait bénéfiques, par exemple les bactéries des yaourts, d'autres sont neutres. Comme elles sont vivantes, les bactéries peuvent être tuées, notamment par les antibiotiques. Ce n'est pas le cas des virus.

Bactéricide

Qui élimine les bactéries.

Bactériostatique

Qui empêche la croissance des bactéries.

Champignons

Les champignons microscopiques ont une taille très variable. Ceux qui nous « veulent du mal » sont qualifiés de « parasites ». Les autres nous laissent tranquilles !

Désinfecter

C'est rendre temporairement antiseptique une zone de tissu vivant (par exemple une plaie).

Détersion

Les détergents sont priés d'éliminer des salissures accrochées à du tissu vivant (peau, cheveux) ou inerte (vêtement, meuble).

Flore commensale

C'est l'ensemble des colonies bactériennes inoffensives en permanence dans et sur notre corps. Notre flore bactérienne buccale, cutanée, intestinale nous protège de la colonisation de bactéries agressives. Il est très important de comprendre cette notion de territoire, et de respecter ces chères gentilles bactéries comme il se doit ! C'est le but de l'hygiène, et donc de ce livre : empêcher les bactéries nocives de nous nuire, mais ne pas éliminer les bactéries protectrices. Tout est question d'équilibre et de « degré » d'hygiène.

Microbes fécaux

La contamination oro-fécale figure parmi les plus préoccupantes du monde. On l'appelle même le « péril fécal » ! Elle est responsable, même chez nous, d'une contamination et d'une auto-contamination incroyablement élevée. Le principe : les intestins sont des réservoirs à bactéries, virus et parasites. Après être allé la selle, il est impératif de se laver les mains, afin d'éliminer les microbes qui ont pu s'y installer lors de notre court passage aux toilettes. En l'absence de ce simple geste d'hygiène, les microbes transitent d'une personne à l'autre.

Les microbes que l'on « attrape » de l'intestin

- Des virus (plus de 100, dont l'hépatite A ou la poliomyélite).
- Des bactéries (*salmonelle, campylobacter*...).
- Des parasites (*gardia lamblia, entamoeba histolytica*...).

Nettoyer

Eliminer les matières indésirables organiques (urine, graisses...), elles-mêmes éventuellement porteuses de germes (sueur odorante).

Parasites

Ce sont tous les organismes et micro-organismes qui se développent à nos dépens (en nous causant du mal). Dans cette catégorie, on trouve certains champignons (mycoses), mais aussi les poux et acariens (gale), les vers (solitaires), etc.

pH

Le pH (potentiel hydrogène) mesure l'acidité d'une solution (eau, contenu de la salive, de l'estomac...) ou d'un tissu (peau...). Le pH peut varier entre 0 (hyper-acide) et 14 (hyper-basique). 7, c'est neutre : au milieu. Un pH est dit « acide » lorsqu'il se situe strictement en dessous de 7.

Quelques exemples :

Le pH de...	Est de :
L'acide chlorhydrique	0
Acide gastrique	2
Jus de citron	2,4
Cola	2,5
Vinaigre	2,9
Jus d'orange, de pomme	3,5
Muqueuses intimes	3,5 à 4,5

➲

Bière	4,5
Café	5
Thé	5,5
Peau	5
Lait	6,5
Eau pure	7
Salive	7 (varie entre 6,5 et 7,4)
Sang	7,3
Eau de mer	8
Savon	10
Eau de Javel	11,5 à 12,5
Soude	14

Prion

Ce n'est ni une bactérie, ni un virus, c'est une protéine « bizarre », qui s'est déguisée. Et peut causer de très gros dégâts. Mais on sort largement du cadre de ce livre !

Spores

Rien à voir avec le Parc des Princes. Les spores sont bien plus redoutables : ce sont des cellules issues de champignons, d'algues ou de plantes (fougères) isolées, capables de donner naissance à un nouvel individu, sans fécondation ni réplication ni une quelconque aide extérieure. Les spores assurent la dispersion, donc la survie de l'espèce, notamment quand la vie de l'individu « parent » est en danger.

Par exemple, lorsque le champignon *candida*, responsable de mycoses, se sent agressé, il lâche des spores dans l'organisme afin d'assurer sa survie. Mais les spores sont aussi des bactéries à l'état de « sommeil », ultra-résistantes, qui attendent des jours meilleurs pour reprendre leur cycle de vie. Elles peuvent patienter des centaines d'année sous cette forme, et se « réveiller » un jour. C'est ce qui se passe avec le bacille du tétanos par exemple, que l'on peut attraper en se blessant.

Stérilisation

Stériliser, c'est éliminer la totalité des germes et conditionner le matériel pour maintenir l'état de stérilité (contrairement à l'antisepsie ou à la désinfection, temporaires et/ou partiels).

Virus

Virus veut dire « poison » en latin. Et pour cause ! Ils sont généralement minuscules (0,03 à 0,3 micromètres), mille fois plus petits que les bactéries, déjà pas bien grandes. Ils mesurent 1 million de fois moins qu'1 millimètre ! Ce qui explique leur faculté à se glisser partout, à pénétrer notre corps via les muqueuses, et leur capacité à « flotter » dans l'air en attendant une prochaine victime à contaminer.

Les virus ne sont pas des êtres vivants, car ils ne peuvent se reproduire seuls. Ce sont plutôt des « dossiers » dans lesquels se trouve une information. Pour libérer cette information, ils ont besoin de fracturer nos cellules afin d'y voler d'une part de quoi survivre et se multiplier, d'autre part pour forcer la cellule à exécuter le programme inscrit dans le virus. Un vrai film de science fiction ! Comme ils ne sont pas vivants et qu'en plus ils habitent au sein de nos cellules, les antibiotiques ne peuvent rien contre eux. Ce sont les antiviraux qui en viennent à bout. Cependant, tout comme les bactéries résistantes désormais à certains antibiotiques, les virus résistent à certains antiviraux… Autre bémol : cette notion de « vivant » (bactérie) et « non vivant » (virus) n'est pas si tranchée, et dans la galaxie des virus, deux « familles » sortent du lot :

- les **mimivirus**, qui malgré leur nom n'ont vraiment rien de « mimi ». Ils sont énormes (aussi gros qu'une bactérie) et renferment tout le matériel pour se reproduire et fonctionner seuls, exactement comme une bactérie. Sauf qu'ils ne se servent pas de tout ça, contrairement aux bactéries. Bizarre, non ?
- les **rickettsies**, certes classées parmi les bactéries, mais dont le mode de fonctionnement se rapproche nettement plus de celui des virus. Ce sont donc de minuscules bactéries (par exemple celle qui donne le typhus) mais… qui ont besoin d'infecter une cellule pour se reproduire.

Parmi les 2 000 virus connus, seuls 200 s'attaquent à l'homme. En revanche, la plupart s'en prennent aux bactéries. Et accessoirement… aux virus (le virus delta s'attaque au virus de l'hépatite B). On estime que tous les 2 jours environ, la moitié des bactéries de toute la terre meurent, détruites par des virus ! Les chercheurs explorent évidemment cette agressivité phénoménale envers les bactéries pour imaginer des médicaments antibactériens à base de virus… un espoir inespéré alors que nos propres antibiotiques commencent à montrer de sérieux signes de faiblesse (voir « antibiorésistance »). Mais qui remplacera les antiviraux qui ne « marchent » plus ?

Sources

et pour en savoir plus

Réflexe 4 : Diverses brochures destinées au personnel hospitalier, dont les documents du Centre de la coordination de la lutte contre les infections nosocomiales, du Réseau régional d'hygiène de Basse-Normandie ou de l'hôpital de Laval au Québec.

Réflexe 5 : Association pulmonaire, affiliée au Réseau canadien de la santé.

Li JZ et al., Virucidal efficacy of soap and water against human immunodeficiency virus in genital secretions, Antimicrob Agents Chemother, 2003.

Réflexe 7 : Ademe, agence de l'environnement et de la maîtrise de l'énergie, ministère de la Santé, Institut de veille sanitaire, CHU de Rouen. Et aussi : Travaux du Pr Robert Tardif, professeur au Département de santé environnementale et santé au travail, Canada. Introduction to biofilm, J.W. Costerton. International Journal of Antimicrobial Agents, 1999 et Guidelines for environnemental infection control in health-care facilities, M.M.W.R., 2003

Réflexe 15 : Pour en savoir plus :
Cradexpo (exposition « La science impolie du corps humain », en 2007 à la Cité des Sciences et de l'Industrie – La Villette, Paris. D'après le livre Cradologie *de Sylvia Branzei (USA), éditions Pocket Jeunesse.*

Pour tous ceux qui apprécieraient d'entendre des discours rotés : Mouvement international du rot, cliquez sur « généroteur ». La grande classe. http://mir.com.free.fr/

Amis poètes, connaissez-vous l'Art de Péter ? Pierre-Thomas-Nicolas Hurtaut vous l'enseigne avec raffinement (éditions Payot).

Réflexe 17 *: Kontiokari T, Sundqvist K, Nuutinen M, Pokka T, Koskela M, Uhari M, Randomised trial of cranberry-lingonberry juice and Lactobacillus GG drink for the prevention of urinary tract infections in women, BMJ, 2001.*

Réflexe 22 *: Recommandations de Health Canada.Sondage canadien Decima Research Center/Purell (fabricant de savon), été 2005.*

Réflexe 23 *: Pour en savoir plus :*
** www.sf-chronobiologie.org*
** Pour ceux qui recherchent des informations très pointues sur chronobiologie et médicaments : http://www-dsv.cea.fr/cea-bio-revue-scientifique*

Réflexe 25 *: DNF - Droit des non-fumeurs* www.d-n-f.org

Réflexe 28 *: Bruit/santé - American Speech-Language-Hearing Association (ASHA), http://www.asha.org/default.htm*
Chant-immunité = équipe de scientifiques de l'Institut d'éducation en musique (Institute of Musical Education) de l'Université de Francfort, étude parue en 2004 dans le Journal of Behavioral Medicine (source AFP).

Réflexe 31 *: Canicule : santé en danger – document d'information du ministère de la Santé et de la Protection Sociale.*

Réflexe 32 *: Grasset D, Borderes C, Escudie L, Carreiro M, Buscato F, Seigneurie C, et al. Le piercing des oreilles responsable d'une contamination par le virus de l'hépatite C. Gastroenterol Clin Biol., 2004.*
Guiard-Schmid JB, Picard H, Slama L, Maslo C, Amiel C, Pialoux G, et al. Le piercing et ses complications infectieuses. Presse Med., 2000.
Guiard-Schmid JB. Groupe Français d'étude et de recherche sur le piercing. Guide de bonnes pratiques du piercing 2001 (Assistance publique des hôpitaux de Paris). http://www.itcpiercing.com/guide
Conseils d'hygiène de l'Association des perceurs de France - http://www.aperf.com/
À voir aussi http://tatouagedoc.net/TM_pratique1.htm

Réflexe 35 *: http://www.cemagref.fr/*

Réflexe 38 *: Sources – Philippe Bécel, directeur du CEVPM – Centre d'expérimentation et de valorisation des produits de la mer). Picard.*

Réflexe 39 : *Sources : Laboratoire de Parasitologie, Faculté de Pharmacie, Lille.*

Division of Parasitic Diseases, National Center For Infectious Diseases at the Centers for Disease Control, U.S.A.
On s'en lave les mains, *Dr Frédéric Saldmann, éditions Flammarion.*

Enquête TNS HealthCare pour le laboratoire McNeil, Pr Bourée, chef de service de l'Hôpital du Kremlin-Bicêtre (Paris).

Réflexe 40 : *Sources : Akbar A, Ghosh H (2005). «Anisakiasis—a neglected diagnosis in the West». Allergy.*
Lopez-Serrano MC et al., Gastroallergic anisakiasis: findings in 22 patients. J Gastroenterol Hepatol, 2000.
Elizabeth Bouton, responsable qualité chez Picard.
Info Dents, société suisse d'odonto-stomatologie, www.sso.ch

Réflexe 41 : *Bactéries anaérobies.www.microbes-edu.org/etudiant/anaerobies.html*

Réflexe 45 : *Direction générale de la santé - Info Grippe aviaire 0825302302*
Felicity Lawrence, Not on the Label *(Ce que l'étiquette ne vous dit pas), Penguin Books.*

Réflexe 48 : *World Health Organization. The WHO Environmental Health Criteria Series. Morpholine.*

Réflexe 50 : *AFSSA.*
Davis Cancer Center de la University of California (US Davis Health System), juin 2007.

Réflexe 52 : *Études eau/maladies chroniques (cancer, maladies cardiaques...).*

Chan et coll., Water, other fluids and fatal coronary heart disease, American Journal of Epidemiology, 2002. Stookeay et al, Cancer Epidemiol Blomakers, Prev., 199. Bitterman et al, Urologic Clin Nort Am, 1991. Michaud et al, New England Journal of Medicine.

Réflexe 54 : *www.cieau.com*

Réflexe 55 : *Baromètre C.I.EAU / TNS SOFRES 2007.*
Villanueva, 2007. Cancer de la vessie et exposition aux produits dérivés de désinfection de l'eau par ingestion, bain, douche et natation dans les piscines. Journal américain de l'épidémiologie.
Amy. G, 2004. Désinfectants et sous-produits désinfectants. Critères d'hygiène publique. Organisation mondiale de la santé.

Réflexe 63 : *Étude Usages et Attitude Javel, Arès pour Colgate-Palmolive, 2003.*
Domoscope Unilever/BVA et Anacom, avril 2005.
MCA-IFOP/Spontex, 2006.

Réflexe 67 : *Étude triclosan/perturbateurs endocriniens.*
The bactericidal agent triclosan modulates thyroid hormone-associated gene expression and disrupts postembryonic anuran development Nik Veldhoen and al, Aquatic Toxicology, December 2006. Lire l'étude = www.sciencedirect.com/science

Réflexe 68 : *Étude complète originale éponge/micro-ondes sur http://www.sciamdigital.com/*

Réflexe 72 : *Le décrochage du biofilm par le procédé Pronetron® : une nouvelle approche de la désinfection. Marion K., Bergeron E., Renaud F., Hartmann D., Traeger J., Freney J., Hygiènes, 2006.*
Klingler C., Filloux A. & Lazdunski A. (2005), Les biofilms, forteresses bactériennes. La Recherche, 389.
Produit « stop Crob » pour décontaminer les objets que le bébé porte à sa bouche. http://www.kazieltys.com/

Réflexe 73 : *Sources chiffres : Enquête Usages et Attitudes Nettoyants Ménagers, AMR Colgate Palmolive, 2004 et étude IFOP Javel Lacroix 2005.*

Réflexe 76 : *www.sanobox.com*

Réflexe 77 : *Sally Bloomfield, Unilever Research, Kings College London, United Kingdom, A bacteriological investigation of the effectiveness of cleaning and disinfection procedures for toilet hygiene, Journal of applied bacteriology (J. appl. bacteriol.), 1985.*

Réflexe 79 : *http://fetenationaleduslip.free.fr – juste pour sourire…*

Réflexe 82 *: www.acarien.net*

Réflexe 85 *: www. wolvertonenvironmental.com/air.htm*
www.plantairpur.fr/web/asso.php

Réflexe 92 *: Mise au point sur le traitement de la toxocarose. Journal de Pharmacie Clinique, septembre 2000 ; Pharmacothérapie, 2003.*
Symposium Merial de parasitologie et d'étude des maladies vectorielles, juin 2007, Marseille.
Pour toutes les zoonoses, DGS/ Bureau 5B Alertes et problèmes émergents.

Réflexe 102 *: Lowry CA, et al., Identification of an immune-responsive mesolimbocortical serotonergic system: Potential role in regulation of emotional behavior, Neuroscience, 2007.*

Précision : afin d'éviter les lourdeurs et les répétitions, nous n'avons pas précisé les sources de nos « chiffres chocs », que vous retrouverez tout au long de ce livre. Il s'agit exclusivement d'informations issues de congrès scientifiques, symposiums médicaux, interviews de dermatologues, dentistes, pharmaciens, vétérinaires, biologistes et autres professionnels de la santé, ainsi que de publications émanant d'organismes tels que l'Institut Pasteur, l'OMS (Organisation mondiale de la santé), l'Inpes (L'Institut national de prévention et d'éducation pour la santé), l'Afssaps (Agence française de sécurité sanitaire des produits de santé), Météo France, Health Canada, Institut scientifique de santé publique de Belgique, etc.

Table des matières

Achevé d'imprimer en France par Hérissey
en septembre 2007 à Évreux - N° d'impression : 105917